ちくま文庫

脳はなぜ「心」を作ったのか

「私」の謎を解く受動意識仮説

前野隆司

筑摩書房

目次

プロローグ　死んだら心はどうなるんだろう　11

第1章　「心」――もうわかっていることと、まだわからないこと　17

（1）心の五つの働き　18
心とは何だろうか？　18／心の鍵は意識と無意識　22

（2）意識の三つの謎　25
心は脳に宿るのだろうか？　25／心はどこにある？　28

（3）〈私〉と「私」と「自分」の関係　31
「私」と〈私〉の違いとは？　31／前野隆司と前野隆司二号の違いとは？　33
なぜ〈私〉だけが〈私〉なのか？　35

（4）脳の無意識を担う「小びと」たち　37
役割をこつこつこなす小びとたち　37／脳のバインディング問題とは？　42

（5）「私は生きているんだ！」という質感　44
「クオリア」とは何か？　44／クオリアは最大の謎か？　46

第2章　「私」は受動的——新しいパラダイム　49

（1）からだのどこまでが自分なのか？　50
シロアリの腸内バクテリアはシロアリの一部か？　50／大腸菌は人間の一部か？　52
（2）脳＝「私」、ではない⁉　54
剣玉は自分の一部か？　54／小びとたちから見ると中も外も同じ　57
（3）目で見るのではなく、脳を見ている「私」　60
なぜ「赤いリンゴ」とわかるのか？　60
私たちは「赤いリンゴ」という情報を見ている　61
（4）「私」ではなく、小びとたちが考える　64
「私」は主体的に考えているか？　64／考えているのは「無意識」の小びとたち　67
（5）喜怒哀楽も、小びとのいたずら　69
胸がキュンとするのも受動的？　69／笑った顔を作ってみると楽しい気分になる　71
（6）「意図」も主体的ではない？　73
「よーい、ドン！」と走り出すとき決意はすべての始まりか？　73
（7）指を動かし始めたあとで、動かそうと意図する「私」　76
リベット博士の実験の衝撃　76／「私」は「意図」したと錯覚している　78

（8）人は何のために錯覚するのか？　81
脳は空間を都合のいいようにひずませる　81／脳は時間のつじつまも合わせる　85
（9）心の地動説──地球は太陽にしたがい、「私」は「自分」にしたがう　88
「意識」するタイミングは錯覚　88／錯覚したほうが都合がいい　90／心の地動説　92
（10）川の下流にいる「私」　98
小びとたちは多数決で決めている　98／ニューロンは使ったものほど発火する　100
結果だけを見て錯覚している「私」　103

第3章　人の心のたねあかし──意識の三つの謎を解く　107

（1）「私」は心を結びつけてはいない　108
心はバーチャルワールド　108／脳はバーチャルリアリティーに近づけるか　111
（2）「私」は何のために存在するのか？　113
エピソード記憶ができないと不便？　113／「意識」はエピソード記憶のためにある　115
（3）自分のコピーを作ると〈私〉はどうなる？　118
前野隆司二号の中の〈私〉とは何なのか？　118
〈私〉の正体は無個性なクオリアの錯覚　120

（4）個性や創造性は心のどこが担うのか？　124
人の個性は小びとが担う　124／「私」はかやの外　126
（5）心の質感は何のために存在するのか？　129
クオリアについての三つの疑問　129／クオリアは何のためにある？　130
（6）心の質感はどのように表現されるのか？　134
クオリアと言語の違い　134／「コンピュータクオリア」の開発　139
（7）心の質感はどのように感じられるのか？　141
指先の触感は錯覚としか考えようがない　141／生き生きとしたクオリアはみな錯覚　143

第4章　心の過去と未来――昆虫からロボットまで　147

（1）動物は心を持つか？　148
心を持つのは人間だけ？　148／霊長類は心を持たない？　150
（2）昆虫の気持ちになってみると⁉　152
羽アリは痛いと感じるか？　152／昆虫の気持ちの味わい方　154／昆虫と人の違いは？　156
（3）夢・催眠・超常現象・神秘体験の意味　160
人は何のために夢を見るのか？　160／脳が作り出す超常現象　162

（4）東洋的な世界観と受動的な「私」 166
「私」は生かされている 166
（5）永遠の命は可能か？ 169
究極の選択 169／私たちが失いたくないのは〈私〉 172／人が死を恐れる理由とは？ 174
〈私〉は永遠 175
（6）心を持ったロボットは作れる 177
心を持ったロボットを開発してもいいですか？ 177／ロボットの個性は作りこめる 179
心を持ったロボットのメリット 182／心を持ったロボットの問題点 186
（7）人も動物もロボットも平等な社会 187
人類の歴史は富と権利の拡大の歴史 187／動物への人権拡大 190
ロボットへも人権拡大 192／素朴な自然崇拝の再来 194

第5章 補遺――「小びと」たちのしくみ 197

（1）コンピュータと脳は同じか？ 198
「小びと」はニューラルネットワーク 198／コンピュータも脳も1＋1を繰り返す計算機 199
脳がコンピュータよりもすごいところ 203

（2）ニューラルネットワークは万能コンピュータ？ 205
階層型ニューラルネットワークの計算のしくみ 205
ニューラルネットワークにソフトはない 212
（3）フィードバックとフィードフォワード 214
フィードバック制御のしくみ 214／フィードフォワード制御のしくみ 216
（4）フィードフォワードモデルの学び方 220
なぜこぶを乗り越えられるようになるのか？ 220
（5）順モデルによる脳内イメージと思考 223
練習しなくても上手くなる方法 223／行動の三つの方法 226
心はニューラルネットワークで表現できる 229
エピローグ 〈私〉は死なないんだ 232
参考文献 236
文庫版あとがき 239
解説 私はどこにいるか 夢枕獏 245

脳はなぜ「心」を作ったのか――「私」の謎を解く受動意識仮説

本文イラスト　間宮研二

プロローグ　死んだら心はどうなるんだろう

科学技術は、世界にちりばめられたさまざまな謎を解明してきた。すばらしいことだ。しかし、皆さんが本当に知りたいことは、解明されただろうか。

私は、人類が最も知りたいのに解明されていない究極の謎が、二つあると思う。一つは、なぜ、どのようにこの宇宙ができたのか、ということ。もう一つは、なぜ、どのように自分の心は成り立っているのかということだ（図①）。はるかに遠い話と、やけに身近な話だ。どちらも形而上の、どうしたってわからない問題のように思える。しかし、二つの問題は難しさのレベルが違う。

宇宙の謎は、「どのように」には答えられるが、「なぜ」がわからない問題だ。無限に広がり、無限の時間を超えて存在するように思えるこの巨大な宇宙が、ビッグバンで始まり、光の速さで拡大し続けているものらしいということは知られている。しかし、ビッグバンが「なぜ」起こったのかは、知りようがない。何しろ、宇宙の外側のことや、宇宙が始まる前のことは、観測のしようがないため、全くといっていいほど手がかりが

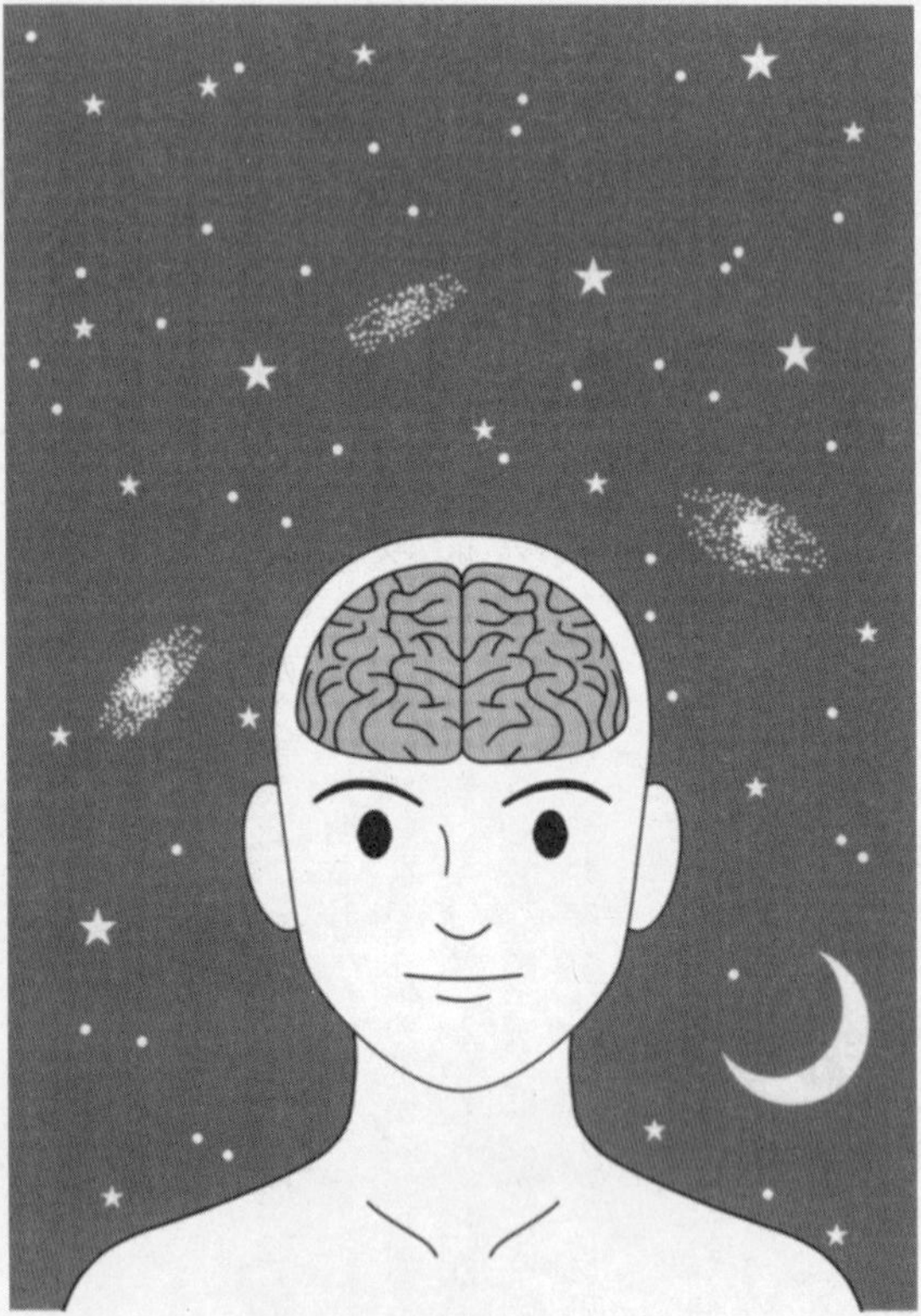

図①　どうしても知りたいことは？

ないのだ。ビッグバン以前のこともわかる（あるいは、ビッグバンはなかった）、と主張する人も増えつつあるものの、まだまだお手上げに近い。

もう一つの問題、つまり、自分の心はなぜ、どのようにできているのか、という問いも、科学では解明できない形而上の謎のようにも思える。ＤＮＡや脳や身体のことがいかに解明されようとも、身近な小宇宙である心の問題は、もう一つ次元が上の解けない問題であるかのように感じられる。実際、この問いは、何千年もの間、科学ではなく哲学の課題だと考えられてきた。

小学校低学年の子供だった頃、私は夜眠れない日々を過ごしたものだ。自分の心は、死んだらどうなってしまうんだろう。どうして自分の心は、この「前野隆司」という肉体に宿り、今という時代に生まれてきたんだろう。どうして自分だけが自分で、他人は他人なんだろう。夜ふとんに入り、まっすぐ上を見ながらそんなことを考えていると、見つめている薄暗い天井がすーっと遠ざかっていき、無限の宇宙の中に一人ぽつんと浮かんでいるような孤独感にさいなまれたことを、今もありありと思い出す。このことを毎日のように考えていたのは、小学校二年生くらいまでだった。いつしか、そんなことはどうせわからないことだとあきらめ、わかりえない宇宙と自分の間にある現実の面白さに気を取られて、それから何十年も生きてきた。まさかそれが幻想だとは気づかずに。

その間の神経科学の進歩はすさまじかった。神経科学は脳の機能を明らかにしつつあり、ついには意識の神経科学とか、意識の認知科学という学問分野までできた。心の問題は形而上、と棚上げするのではなく、科学者が心の問題を真剣に考える時代がやってきた。「自分が意識の謎を解明した」というタイトルの本を書いた哲学者さえいる（“Consciousness Explained” 邦題は『解明される意識』デネット・青土社）。

しかし、「これだ」という決定的な答えは、実はまだ見つかっていない。私はといえば、触覚はどうやってつるつる・ざらざらを見分けるのだろうか、ロボットの筋肉はどうやって作ればいいのだろうか、といった、人やロボットの「心」ではなく「からだ」の研究をしてきた。小さな哲学者だった子供の頃のことはすっかり忘れていたといっていい。

ところが、ある日、「心」と「からだ」の成り立ち方はだいたい同じではないか、と考えているときに、急に心の謎を解く手がかりがひらめいた。私は、生物の脳が、なぜ、なんのために心を作ったのか、そして、心はどんなふうに運営されているのか、という心の原理を理解したつもりだ。

私がこの本で述べる心の考え方には、これまでの哲学者や認知科学者たちのものとは決定的に違う点がある。従来の心の考え方は、心はだいたいこんなものだが、核心のところはまだわからない、とか、複雑すぎてすぐには作れない、というような煮え切らないものばかりだった。本当にはわかっていなかったのだ。これに対し、私の考え方によれば、心が実に単純なメカニズムでできていて、作ることすら簡単であることを、誰にもわかる形で明示できる。これまで心の謎だと言われていた事柄にもほぼ答えられる。だから、近い将来、心を持ったロボットを簡単に作れるようになるだろう。

私は、この考え方を「ロボットの心の作り方（受動意識仮説に基づく基本概念の提案）」という論文として学会誌に投稿した（日本ロボット学会・二〇〇五年刊行）。学会で発表するだけではなく、心のことに好奇心をそそられる方から専門家の方まで、たくさんの人にこのことをいっしょに考えていただきたいと思い、なるべくわかりやすい形でまとめたのがこの本だ。

第１章では、脳・心・意識の問題を考えていくための予備知識として、心や意識の定義を述べる。また、心の何がまだわかっていないのかということについておさらいする。

第２章では、心についての私の考えを述べる。はじめは違和感があるかもしれないが、天動説から地動説への価値観の反転と同じように、見方を大きく変えれば、心や意識がいかに単純なものとして説明できるかということを、ご理解いただけるのではないかと思う。

第３章では、この考え方に従えば、これまでに哲学者がまじめに取り組み思い悩んできたさまざまな思考実験が、いとも簡単にすっきりと説明できることを示す。

第４章では、文化・宗教・科学などの社会通念に照らし合わせながら、心が解明されるとはどういうことなのかを述べる。また、ロボットも人と同じように心を持つ未来とはどんな時代なのか、考えを述べる。

第5章では、ニューラルネットワークやフィードバック・フィードフォワード制御、順・逆モデルなど、心について理科系の言葉で語るための補足説明をする。理科系の議論が得意な人は、最初にこの章を読んだほうが、第2章から第4章をより深く理解できるだろう。一方、理科系の議論に興味のない方は、この章をお読みにならなくてもかまわない。

人の心は実にたわいのないちっぽけなものだが、そうだからこそ、死も何も怖くはないし、ささやかなこの人生は楽しいという、子供の頃の私自身への答えを、この本を読んだ方に共有していただけたら幸いに思う。

第1章　「心」――もうわかっていることと、まだわからないこと

（1） 心の五つの働き

心とは何だろうか？

私たちは「心」を持っている。心をこめて人に接するし、嬉しいときは心から嬉しい。心から恋をするし、心から幸せを願う。そう。私たち人間にとって、なくてはならないものだ。心は確実に私たちの中にある、大切なものだ。しかし、「心」とは何なのか、改めて考えてみると、何だか漠然としている。

辞書を引くと、人間の精神作用を総合的に捉えた呼び方、とある。考えたり、悩んだり、嬉しかったり、感覚を感じたりする作用だ。脳科学者の松本元によれば（『脳・心・コンピュータ』松本元・丸善）、心は、「知」「情」「意」「記憶と学習」「意識」の五つから成るという（図②）。とりあえずこの分け方に従うことにして、それぞれについて考えてみよう。

「知」は、英語でいうと、intellect。知性、知力といった意味だ。見たものや思い出したものについて考える作用がこれにあたる。「情」は感情（emotion）。専門用語では感

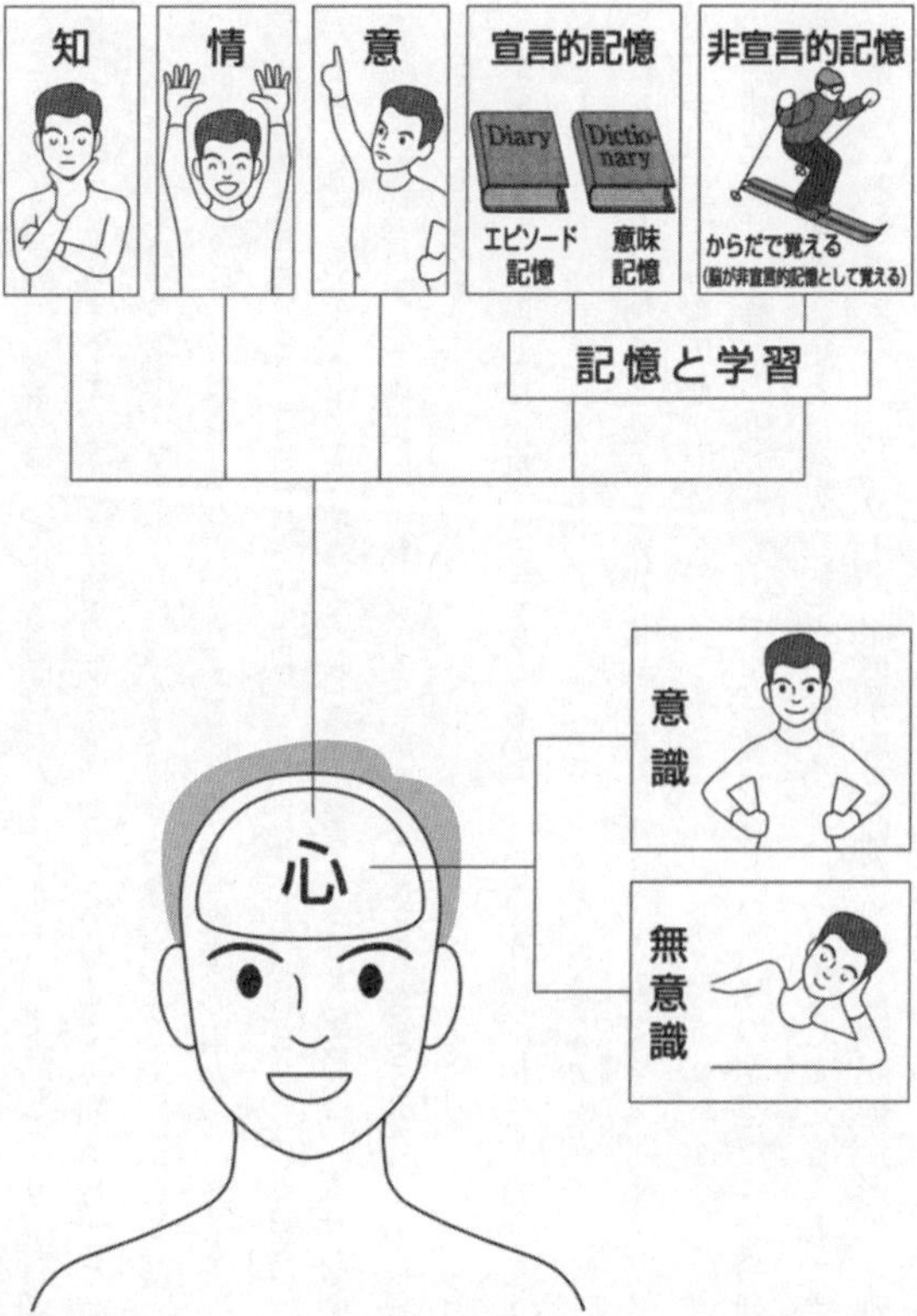
知
情
意
宣言的記憶
非宣言的記憶
Diary
Dictionary
エピソード記憶
意味記憶
からだで覚える
(脳が非宣言的記憶として覚える)
記憶と学習
意識
無意識
心

図②　心とは何か？

情と情動を区別するが、ここではわかりやすいので感情ということにする。「意」(volition)は意図や意思決定をする働き。考えをまとめて話したり、行動したりする、ドライビングフォースだ。ご存知のように、三つあわせて「知情意」という。そして、「知情意」をうまく働かせるためになくてはならないのが、「記憶と学習」だ。

「記憶」(memory)はもちろん、覚えること。心理学の用語でいうと、「記憶」には宣言的記憶(declarative memory)と非宣言的記憶(nondeclarative memory)がある。文章のような記号やイメージを使って表せる(宣言できる)記憶と、表せない記憶、という意味だ。宣言的記憶にはエピソード記憶(episodic memory)と意味記憶(semantic memory)がある。

エピソード記憶とは、日記のようなもので、自分がいつ何をしたかをエピソードの連続として順番に覚えていく記憶だ。私たちは、今朝起きてから何をしたとか、この前旅行に行った時に何をしたかとか、体験を思い出すことができる。もちろん、忘却するので、すべてではないが。

意味記憶は、辞書のようなもので、モノやコトの意味の記憶だ。時系列とは関係なく、りんごとは何か、色とは何か、心とは何か、というようなことを、私たちは定義として覚えることができる。エピソード記憶がもとになって意味記憶が形作られるのではないか、ともいわれている。

非宣言的記憶は、日記や辞書に書けないような記憶。たとえば、練習するとボールをうまく投げられるようになったり、華麗にスキーを滑れるようになったりする。このような、投げ方や滑り方についての記憶がこれに当たる。私たちは、このような場合、「からだで覚える」というが、本当は、「脳が非宣言的記憶として覚えている」というわけだ。脳の非宣言的記憶がよくできている、と言い換えてもいい。

つまり、俗にいう「運動神経がいい」とは、自分のからだをどう動かしたらどうなるか、ということを非宣言的記憶として覚えるのがうまいということ、といっていいだろう。慣れるとスピーチがうまくなったり、考えをまとめるのがうまくなったりする身体以外の技能の習熟も、脳がやりかたを覚える非宣言的記憶といえる。これに関連して、「内部モデル」という用語もあるが、こちらについては後で述べる。

「記憶と学習」の「学習」(learning)の方は、勉強するときの意味記憶の学習や、スポーツをするときの非宣言的記憶の学習など、要するに、記憶している内容をよりよいものに更新していく働きだ。

実は、心の五つの働きのうち、今述べた「知」「情」「意」「記憶と学習」は、コンピュータやロボットだって、多かれ少なかれやっている。

前に述べたように、「知」は知的な情報処理。情報を検索したり、わかりやすく並べたりする働きを、コンピュータはむしろ人間よりも得意としている。

「情」を持ったコンピュータはないと思われるかもしれないが、市販されているペットロボットはすでに感情のようなものを示す。実は、感情が心で「意識」されるときの感じ（クオリアという）は、（あとで述べるように）なんともいえず複雑だが、その前に、怒るのか泣くのか笑うのかを決める働きは、すでにペットロボットだって持っているのだ。「意」だってコンピュータやロボットは持っていないと思われるかもしれないが、そうでもない。コンピュータは、問題さえ正確に与えられれば、最もいい答えを見つけ出す意思決定が得意だし、掃除ロボットはバッテリーが減ってきたら自分で電源のところに行く。

コンピュータが「記憶」を得意とするのは明らかだし、最近のロボットは運動や行動を「学習」することができる。

そんなわけで、今のコンピュータやロボットは、「知」「情」「意」「記憶と学習」の四つを、少なくとも少しはできる。これに対し、今のコンピュータがまったく持っていないのは、心の五つの要素のうち、最後に挙げた「意識」だ。

心の鍵は意識と無意識

「意識」という言葉には、いくつかの意味がある。「意識がある」というときには覚醒している（be aroused 起きている）という意味だが、ここでは、そういう意味ではなく、モノやコトに注意を向ける働き（awareness）と、自分は私であることを認識できる自己意識（self consciousness）を合わせたものを指すことにする。要するに、自分は今、見ている、触っている、喜んでいる、記憶を思い出している、自分のことを考えている、といったいろんなことを感じる、心の重要な感覚だ。つまり、「意識」とは、「知」「情」「意」「記憶と学習」全体を主体的に統合する作用だと一般に考えられている（私はそうではないと考えるのだが、その話は第2章で述べる）。

「意識」に対して、「無意識」（unconsciousness）という言葉もある。「無意識」とはなんだろうか。

フロイトは、抑圧されたために意識に上らないような心の働き、という意味で「無意識」という言葉を使った。一方、私たちが日常生活で普通に「無意識に何々した」というときにも使う。ここでは、後者について考えてみよう。

立食パーティーでワイングラスを片手に談笑する私たちは、コップを落とさないような力を「無意識」に手の筋肉に加え、転ばないような力を「無意識」に足の筋肉に加えている。また、ざわめきの中から話者の話を「無意識」に抽出してから聞き、相手の顔のどこに目があるかを「無意識」に判断し、自分の目の内直筋と外直筋を「無意識」に動かして視点を相手の目に定める。人間は（無意識なんだから当たり前とはいえ）、私たちが「意識」する以上にいろんなことを「無意識」にやっている。

そして、「無意識」にやっているいろいろなことは、「意識」しようとすると「意識」にのぼるものと、どうやったって「無意識」にやってしまっていることに分けられる。

コップを持っている手に「意識」を集中することはできるが、目を動かして焦点を定めるための筋肉に「意識」を集中することはできない。だから、「意識」することができる「無意識」までが「心」だ、という人もいる。

そんなわけで、「心」を理解するためには「知」「情」「意」「記憶と学習」「意識」に「無意識」を含めた六つの働きが重要だということになる。

さて、では、「心」と「脳」とはどんな関係にあるのだろうか。

（2）　意識の三つの謎

心は脳に宿るのだろうか？

「心」はどこにあるのだろうか。

昔は、心臓にあると思われていた。だから心の臓器と書く。しかし、多くの現代人はそうは思わないだろう。私は、「脳」が「心」を作り出していると思っている。多くの人はこれに賛同してくれるに違いない。しかし、そうではないと考える人たちもいる。

最近、神経学者は、脳のどこで何が行なわれているかを必死になって調べている。その結果、「知」「情」「意」が脳のどこで処理されているかは大雑把にいえばわかってきた。「知」は大脳の表面（大脳新皮質）の横から後ろにかけて、「情」は大脳の真ん中の芯のあたり、「意」は大脳の表面の前（ひたい）のほうだ（図③）。

また、「記憶と学習」が脳で行なわれている処理だということも、明らかにされている。このことは、読者の皆さんにも納得いただけるのではないかと思う。なにしろ、コンピュータやロボットにだってできるんだから、それよりずっと複雑な脳が同じような

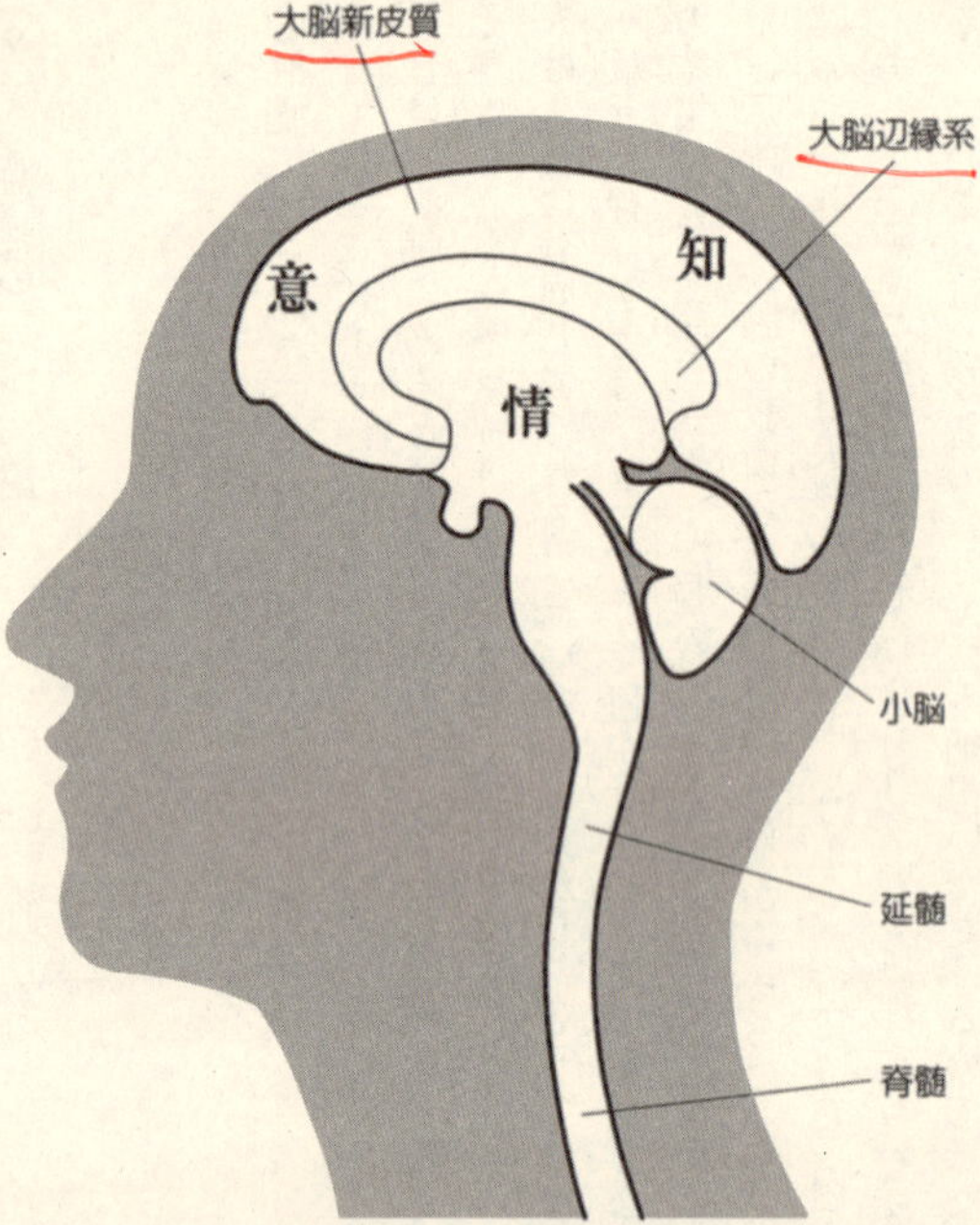

図③　ヒトの中枢神経系

ことをやれるということに、さほど違和感はない。

しかし、「意識」は別だ。コンピュータやロボットにはないし、そもそも人の「意識」がどうやってできているかわかっていない。だから、「意識」と「脳」は別物だ（一方で他方を説明できない）、という人たちがいる。「意識」（あるいは心）という現象と「脳」（あるいは身体）という物体を二つに分けるから二元論者（心身二元論者）といわれる。二元論者のうち、宗教的二元論に立脚する人々は主張する。「意識」はもっと霊的な存在だから、物体である脳をいくら調べても、決して見つけ出せないはずだ。霊と、物体と、二つは相容れない（哲学的二元論者といわれる人々もいるがここでは割愛する）。

私は、宗教的二元論などというものは前近代的な思想であって、ほとんどの現代人が、（特に、宗教を信じない人の多い日本人）はこれを信じてはいないのだろうと思っていたが、意外とそうでもないようだ。ある日本の大学教員が心理学の授業中に調査したところによると、学生の三〇パーセントは、心は脳の作用だということを信じなかった（つまり、霊魂は脳とは独立と考えている）という。潜在的二元論者といっていいだろう。死後の世界や占いを信じる人も、潜在的二元論者といっていいかもしれない。

宗教的二元論者は、「意識」が脳に宿ることの説明法が見つかっていないから、「意識」は脳に宿らないはずだ、という。しかし、それは論理に飛躍がある。見つかっていなくたって、将来見つからない保証はない。

ただし、「意識」はすべて脳の産物だ、と主張する一元論者(意識と脳を分けないから一元論者と呼ばれる。一元論には物的一元論と心的一元論があるが、本書で一元論というときには物的一元論を指す)の主張のほうも、同じように論理に飛躍がある。説明法は見つかっていないのに、脳の情報処理として説明できるはずだ、と言ったって説得力がない。つまり、「意識」とは脳のどんな情報処理の結果で、どんなふうに説明できるか、ということが心の最大の謎であり、これが明快に説明できたなら一元論者の勝ち、つまり、私たち人間は心のことがわかったといえる。逆に、少しでも謎が残されていたなら、まだ、二元論者に付け入る隙を与える余地がある、ということになる。

心はどこにある?

一元論者の間でも、「意識」が脳のどこにあるのか、という点は昔から議論の的だった。

私が興味を持つのは、「意識」が脳の中のどこにあるか、ではなくて、脳の中でどんなシステムとして存在し、なぜ、どのように働いているか、ということだ。車の中のどこにエンジンがあるのかを知っても、それだけでは、エンジンがどんなふうに働いているのかは解明できないからだ。エンジンの場所を一所懸命探すのは(あるいは、意識の座の場所を一所懸命探すのは)、実は大きな筋違いといえる。とはいえ、どこにあるかすらわからない状態では、どんなふうに存在しどんなふうに働いているかを考えはじめることもできない。そこで、少しおさらいしてみよう。

かの有名なデカルトは（彼は心身二元論者だが）、「意識」は松果体《しょうかたい》にある、といった。松果体とは、大脳の中心付近にある小さな組織だ。デカルトは、松果体が人間の脳の中心部だけにあって、他の動物にはない器官だと思っていた（本当は他の脊椎動物にもある）ため、そう考えていたといわれる。ただし、この考え方は現在では否定されている。

その後も「意識」の座がどこにあるか、ということに興味を持つ人は多く、最近では、髄板内核《ずいばんないかく》（脳の視床の中心領域）にあるのではないか（『認知哲学　脳科学から心の哲学へ』チャーチランド・産業図書）、脳幹や帯状回皮質などの古い脳が深く関わっているのではないか（『生存する脳　心と脳と身体の神秘』ダマシオ・講談社）など、ホットな議論が続いている。ワーキングメモリ（短期記憶）のある前頭前野（大脳の前の方）にある（『「私」は脳のどこにいるのか』澤口俊之・筑摩書房）、という説もある。とにかく、どこにあるのかはまだわかっていない。

一方、「意識」は脳のどこかに局在するのではなく、脳全体が共鳴するような場として生じたものだという考え方もある。DNAの二重螺旋をワトソンとともに発見したクリックは、一九九〇年の論文で、コッホとともに、大脳の神経細胞が四〇ヘルツで共鳴している現象を計測し、これが「意識」だ、と述べていた。これをきっかけに、神経回路の共鳴現象を捉える研究が盛んに行なわれるようになった。ただし、共鳴現象がどんなメカニズムで「意識」として感じられるのかを捉えた人はいない。このため、「意識」が脳のどこかに局在するのか、あるいは脳全体に広がって存在しているのか、という疑問は未解決の問題だ。

結局、心身一元論者たちは、「意識」は脳の情報処理の結果に違いないと思ってはいるのだけれど、どんなふうに説明できるか、ということがまだわかっていないのだ。

では、具体的に、「意識」の何が謎なのだろうか。

まだ解明されていない「意識」の主要な謎とは、ずばり、

① 〈私〉の不思議
② バインディング問題
③ クオリアの問題

の三つだ。次に、これら三つの「意識」の謎について順に考えていこう。

(3)〈私〉と「私」と「自分」の関係

「私」と〈私〉の違いとは?

「意識」や「脳」、「身体」のような概念を、哲学者たちは「自分」「私」〈私〉のような言葉で表現する。「」や〈〉など、変なかっこの形で区別されると、慣れないうちは話が余計ややこしくなるような気がするかもしれない。しかし、最大の謎である「意識」の問題点をはっきりさせるためには、これらの定義をご理解いただく必要がある。人によっていろいろな定義があるのだが、ここでは一般的な定義のひとつを紹介しよう。

プロローグで書いた私の幼いころの疑問をこの章での定義を使って書くと、「私」が「自分」に宿るのはわかるが、どうして〈私〉が「自分」なのかがわからない。ということだった。これだけ書くとわけがわからないが、説明していこう。図④をごらんいただきたい。

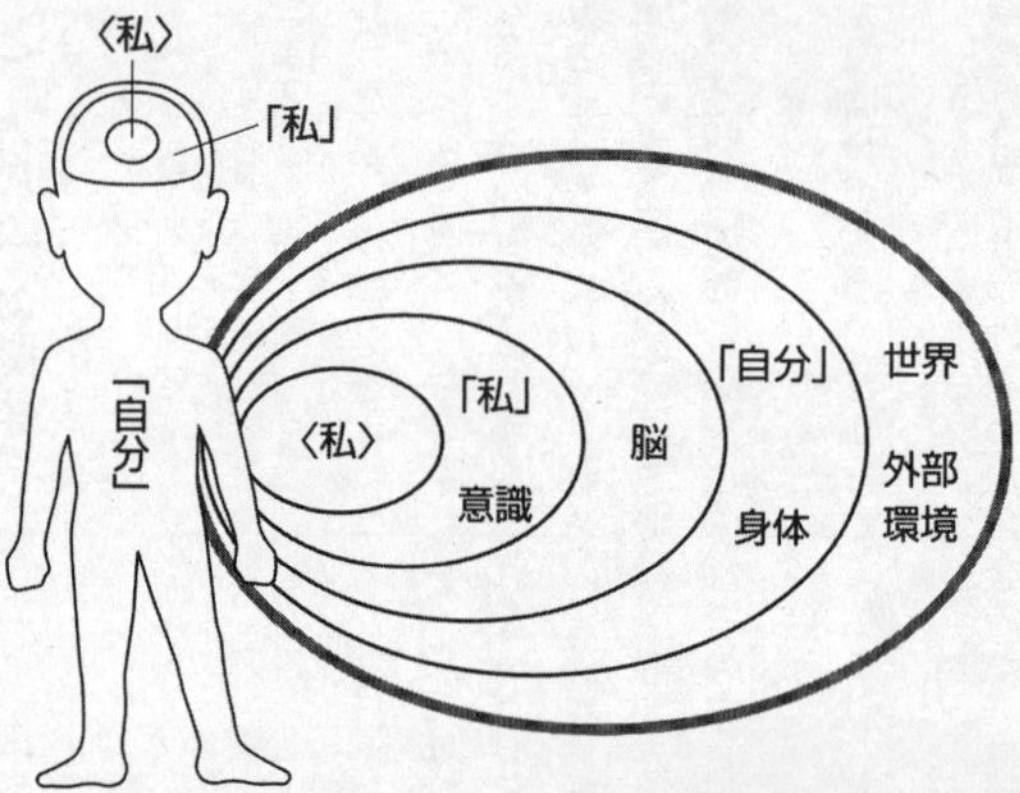

図④　「自分」・「私」・〈私〉の入れ子構造

ここでいう「自分」とは、自分のからだと脳を含めた、個体としての、あるいは、ハードウエアとしての自分のことだ。例として、筆者についていうと、この二十一世紀に日本で生きている前野隆司の肉体を、脳などの器官を含めて指すものとする。

一方、「私」とは、前野隆司の「意識」のことだ。だから、「私」(前野隆司の意識)が「自分」(前野隆司の肉体)に宿るということはわかる。もちろん、「私」(意識)は「自分」の脳が作り出すと考える一元論者なら、だが。

つぎに、〈私〉と「私」の違いについて述べよう。「私」は、前野隆司の現象的な意識のことだが、〈私〉とは、そのなかから、ものやことに注意を向ける働き(awareness)の部分を除いた、自己意識について感じる部分のことだ。つまり、〈私〉とは、自己意識の感覚――生まれてからこれまで、そして死ぬまで、自らが生き生きと自分の意識のことを振り返って、ああ、これが自分の意識だ、と実感し続けることのできる、個人的な主体そのもの――のことだ。〈私〉を振り返って、ああ、〈私〉だ、と感じる、再帰的な意識の状態のことだ。

前野隆司と前野隆司二号の違いとは?

たとえば、哲学者がよく例にあげる思考実験だが、「自分」の肉体を脳も含めて完璧にコピーできる機械があったとしよう。この機械で、前野隆司とうりふたつの複製を作った場面を想像していただきたい。

このとき、複製された前野隆司二号は、もちろん「意識」を持っていて、「私」も前野隆司だと言うだろう。何しろ、何もかも同じなのだ。しかし、さっきまで前野隆司の自己意識だったし、ずっと連続して前野隆司一号のほうの自己意識であり続ける〈私〉は、たったひとつだけだ。〈私〉が二号に乗り移るわけもなく、二号のほうの自己意識はぶきみな他人の自己意識であって、〈私〉ではないとしか思えない。こういう存在が、オリジナル前野隆司のほうの〈私〉だ。

別の思考実験をしてみよう。ある朝起きてみると、脳の中の〈私〉、つまり、自己意識をつかさどる部分が他人の脳に移植されていたとしよう。すると、〈私〉の肉体が前野隆司ではなくなったばかりか、記憶を意識する「私」も他人のものに移り変わっているはずだ。つまり、〈私〉は〈私〉のまま連続だが、「私」も「自分」も昨日までの前野隆司のそれではなくなってしまったということになる。

つまり、〈私〉は、「私」の自己意識から、前野隆司の意識である、という意味を除いた部分だということができる。

幼いころの私の疑問も、その点についてのものだった。この長い人類の歴史の中で、何十億人という人間の中で、どうして〈私〉は、前野隆司の自己意識として「私」の中に宿ったのだろう。千年前に生まれた人の自己意識だったとしても、今の隣の家の住民の自己意識だったとしてもよかったのに、なぜ、〈私〉は、今の「自分」の自己意識として生まれたのだろう。なぜ、ほかの時代と場所には出現しなかったんだろう。

仮に〈私〉が前野隆司の隣の家に住む人の脳に宿っていたとしよう。するとその人（〈私〉）の隣に住む前野隆司は今と同じ親の下に同じ遺伝子を持って生まれ、同じ性格と容姿と能力を持ち、同じように育ち、同じように今この文章を書いていることだろう。何しろ物理的に全く同じなのだから。違うのは、前野隆司が〈私〉にとって「自分」でなく、隣の住人であるという事だけなのだ。それとも、その場合の前野隆司は、物理的には同じであるにもかかわらず、〈私〉でないという理由によって、〈私〉の肉体であった場合と違った人生を歩むのだろうか。だったら、「私」の中の何までが〈私〉なんだろう。

なぜ〈私〉だけが〈私〉なのか？

ご理解いただけただろうか？　他人の「意識」があるのはわかるが、どうして〈私〉だけが、他のすべての「意識」とは違って〈私〉なのか、と疑問に思うことのできる、その〈私〉のことだ。

成長するにつれ、この疑問のことはすっかり忘れてしまっていた。時々思い出しては不思議に思い、友達に説明したこともあったが、なかなかうまく説明できず、こんなことを考えるのは〈私〉だけかと途方に暮れたものだ。

しかし、三十歳くらいのころ、哲学者永井均の本『〈子ども〉のための哲学』（講談社現代新書）を読むと、同じ疑問が書かれていた。同じ事を考えている人がいることをはじめて知り、嬉しくて、永井先生に連絡を取ったものだ。同じようなことを考える人は多くはないもののそれなりにはいるそうだ。そして、この問題は独我論（自分がいなければ世界もないのではないか、という疑問についての哲学）の一種（変種⁉）であるということを知った。

ただし、幼いころの疑問への答えを知りたくて、いろんな本を読んだ結果、どうやら、この、なぜ〈私〉だけが〈私〉か、という謎は、哲学者の間でも未解決の問題だということがわかってきた。

これこそ形而上学、というやつかな、と思った。宇宙がなぜできたのか、なぜ宇宙がここにあるのか、といった謎を科学では解明できないのと一緒で、なぜ〈私〉がここにできたのか、なぜここにあるのか、は絶対に解けない謎なのだろうか……。

私は、この問題への一つの明確な答えを導き、それを「受動意識仮説」と呼んでいる。その話については、第2章以降を楽しみにしていただきたい。謎解きはもうすこし置いておいて、「意識」についてのあと二つの基本的な謎について考えてみよう。

（4）脳の無意識を担う「小びと」たち

役割をこつこなす小びとたち

心臓は、血液のポンプ。肺は、酸素と二酸化炭素の交換器。胃腸は消化の場だ。同様に、脳は心の座、というように、脳と心は一対一に対応するような気がする。つまり、私たち人間の脳の中には、〈私〉＝自己意識を含む）「私」（意識）だけがいるような気がする。しかし、（1）で述べたように、実は、意識の対立概念である「無意識」の処理が、脳の中で重要な役割を担っている。

ＭＩＴのミンスキー教授は、著書『心の社会』（産業図書）の中で、脳の無意識の自律分散的処理のことを、心とはたくさんのエージェントから成る社会だという比喩を使って説明した。脳の中にたくさんの小びとがいて、それぞれ自分の仕事をせっせとこなしている様子をイメージしてもらえばいい。

「小びと」という比喩を使うと、それぞれ「意識」や「自己意識」を持つ小びとが脳の中にうようよといる様子を思い浮かべる方もおられるかもしれないが、そういう意味ではない。それぞれ独立して、おのおの処理をこなすモジュールが存在するということのたとえだ。それぞれが意識を持つわけではない。実際は、脳のニューラルネットワーク（神経回路網）が担っていると考えられている。「小びと」というモジュールは、「小びと」＝ニューラルネットワーク、と考えていただいて差し支えない。「小びと」というニューラルネットワークが、それぞれ分担していろいろな処理をこなしているとは信じがたい、とおっしゃる方もおられるかもしれないが、ニューラルネットワークが様々な情報処理を行なえることは既に明らかにされている。ニューラルネットワークについての詳しい説明を第5章に述べたので、興味のある方はそちらを参照していただきたい。

話を戻そう。

脳には、たとえば、赤いリンゴを見た時、色を識別する小びとがいる（ニューラルネットワークのモジュールがある）。また、丸い形の物体だということを識別する小びともいる。これらの結果を受けて、「赤くて丸いこの物体はリンゴだ」、という答えを出す小びとがいる。

見た瞬間に「赤いリンゴだ」、と感じるような気がするかもしれないが、瞬時に情報処理をすることはできないので、実は、リンゴの特徴は、色、形、動き、陰影、質感などの要素に細かく分けて別々に処理されたあとで統合されている。そして、これらの知覚情報処理は、「知情意」のうち、「知」がおこなっている。

また、リンゴを見たときに「食べたい」という「意」(意思)を作り出す小びともいる。リンゴを食べる時の美味しさを思い出して、幸せな気分になる「情」の小びともいる。このように、知覚や想起、知情意とは、それぞれの処理を担当するいろいろな小びとたちが分担して行なう仕事の総体だととらえることができる。

このような脳の情報処理の流れをおおざっぱに描いたのが図⑤だ。図の中央付近に描いたたくさんの小びとが(言い換えれば、第5章の図⑳(b)に描いたようなニューロン群が)、「知」「情」「意」の処理をせっせと行なっている。また、図の左側には、感覚器からの情報の前処理である「知覚」や、記憶の「想起」を行なう小びとたちがいる。図の右側には、言葉を話したり運動や行動を起こすための「運動データ処理」、考えた結果を記憶したり学習したりする「記憶データ処理」を行なう小びとたちもいる。そして、情報は、「意識」されるとき以外は、小びとたちによってせっせと「無意識」のうちに処理される。

図の上側に描いたのが「私」、つまり、「意識」だ。「意識」について考えるときキーになるのは、「注意」だ。人の「意識」は、何かに注意を向けることができる。注目するといってもいい。たとえば、「知」(外界の認識や記憶の想起)に「注意」が向けられているときには「知」が、悲しいときには「情」が、自分が何かしようと意図するときに

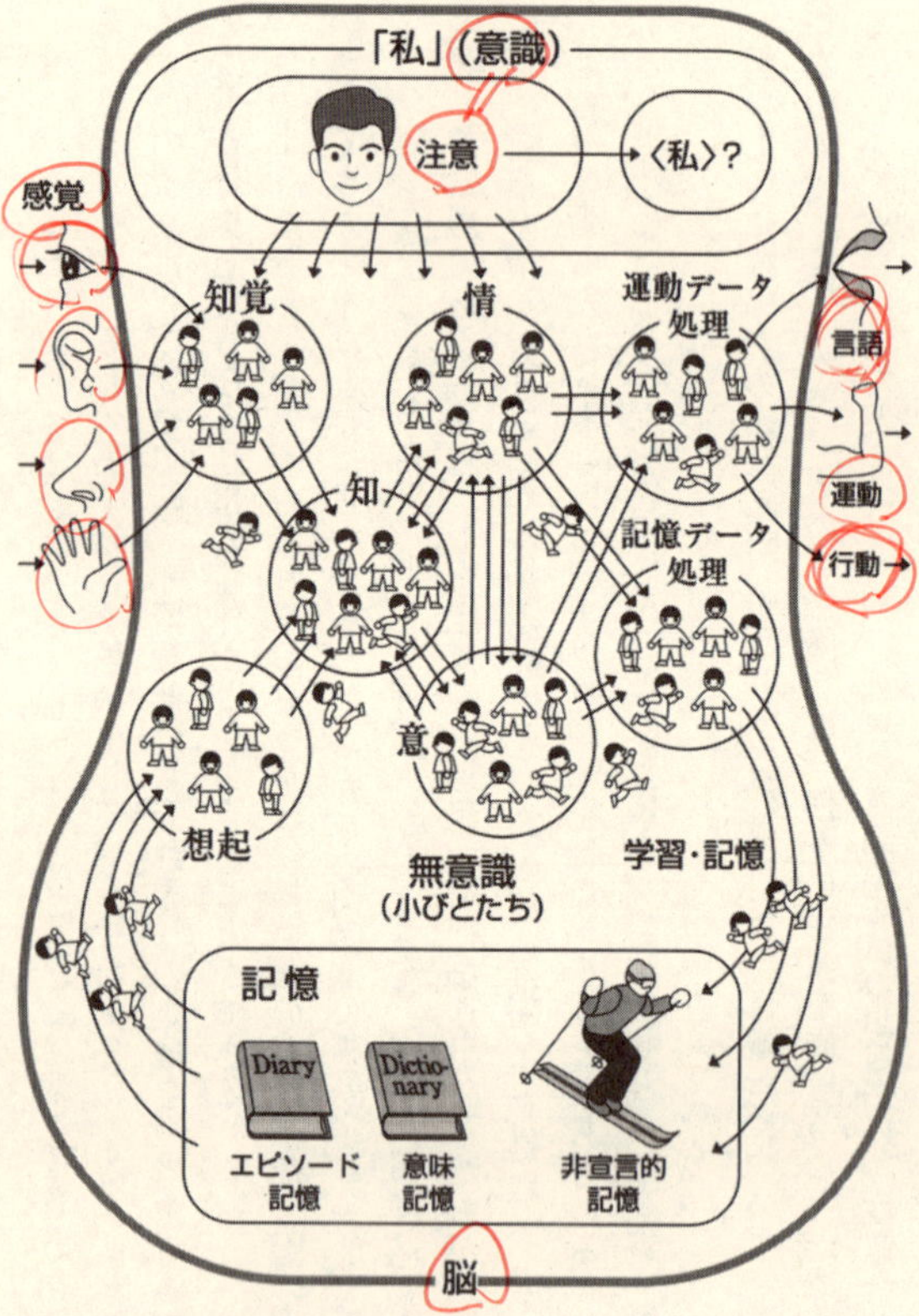

図⑤　脳の中の「私」と小びとたちについてのこれまでの考え方

は「意」が、それぞれ意識される。〈私〉について考えるときには〈私〉が意識される。

立食パーティーでワイングラスを片手に会話するときには、会話や相手の顔に「意識」が集中している。普通は、多くの人の振舞いやざわめき、そして、コップを落とさないための制御や、立つための制御、呼吸を行なうための制御のことを「意識」しない。私たちは、ざわめきに注意を払ったときだけざわめきに、コップを持つ手に注意を払ったときだけコップを持つ手に、立っているということに注意を払ったときだけ立つためにバランスをとっているということに、呼吸に意識を集中したときだけ呼吸に、「意識」を向けることができる。

どうしてそうなるのか不思議だが、「私」が注意を払って「意識」したことだけが「意識」され、それ以外は小びとたちが「無意識」下でせっせと処理しているのだ。「私」は「注意」するだけでなく、もっと積極的に小びとたちを操っている、というようにお感じの方も少なくないかもしれない。私たちが自分で考え、行動し、笑い、楽しむとき、それは「私」がやっていることであって、小びとたちに任せきりにしていることではないように感じる。図の「私」から小びとたちへの矢印は、単なる注意ではなく、積極的な働きかけと考えたほうが実感にあうかもしれない。

脳のバインディング問題とは？

心の役割分担を表した図⑤は、私たちがこれまで考えてきた心のイメージによく合っているように思える。

しかし、脳内のたくさんの小びとたちが行なう「知」「情」「意」の処理に「注意」というサーチライトを当てるためには、「意識」はたくさんの小びとたちの振舞いを理解し観測できる必要がある。そのためには、「意識」は、たくさんの小びとたちすべてが何をやっているのかをトップダウンに把握している万能かつ巨大なシステムでなければならない。だから、「私」が脳の中の一部分に局在するとは考えにくい。

一方、クリックとコッホがいうように、「意識」とは脳全体の神経回路の連成振動（共鳴現象）だと考えるとすると、では、その振動の「観測者」はどこにいるのか、ということがわからない。やっぱり、「意識」全体の働きをトップダウンに把握できる何かがなければならないことになる。そしてその何かは、やはりたくさんの小びとたちすべてが何をやっているのかを把握している巨大なシステムでなければならない、ということになってしまう。

この問題を、脳のバインディング問題、という。バインディングとは、結びつけることと、という意味だ。だから、日本語で、結びつけ問題ともいう。

脳の中で「無意識」に行なわれるさまざまな処理をそれぞれの小びとに分解して理解

するというのはいい考えだ。そう考えると「無意識」の処理のことをイメージできる。しかし、たくさんの小びとたちのやることに注意を払い、観測し、これらを結びつけて理解する「意識」というシステムについて考えようとした瞬間に、また話はわからなくなってしまうのだ。だから、実は、小びとに分けて考える図⑤のやり方では、「意識」のメカニズムを説明することができない。このため、脳の中を小びとにわける考え方は、一般には、不十分な考え方だと思われている。つまり、脳で、どのようにバインディング問題が解かれているのか、という点は、これまで明らかにされていなかったのだ。

しかし、果たして、バインディング問題がわからないことの原因は、「無意識」にせっせと仕事をこなす小びとたち、という考え方の間違いにあるのだろうか。私は、そうではなく、そもそも「意識」が主体的に小びとたちの仕事を結びつける、と考えること自体が間違っていると思う。バインディング問題、というネーミングが、そもそもおかしいのだ。このことについては第3章（1）で述べることにしよう。

(5)「私は生きているんだ！」という質感

「クオリア」とは何か？

「離人症」という精神疾患があり、発症の原因がまだほとんど解明されていないといわれている。「離人症」の患者は、自分の精神状態、特に喜怒哀楽に対して実感が持てない、自分の身体に対して実感が持てない、外界に対して実感が持てない、という三つの症状を訴えるといわれている。これらの実感のことを、「クオリア」という（『脳とクオリア』茂木健一郎・日経サイエンス社）。

クオリア（qualia）とは、もともとラテン語で「質」という意味だ。最近、心について研究する人たちの間で、心の質感という意味で盛んに使われるようになった。つまり、「私」たちが、意識の中で、「ああ、質感だ」と感じることのできるしっとりとした感じを「クオリア」という。

たとえば、「私」たちが、恋人と一緒に海に沈む夕日を見ている場合を想像してみよう。

このとき、「私」は、オレンジ色に染まった空の色を、デジタルビデオカメラが処理するような無感動なやり方——マゼンタ六〇パーセント、イエロー三〇パーセント、というような——では見ていない。ぜんぜんちがう。すばらしいオレンジ色は、なんとも幸せな、でもちょっぴり切ない、何だか感動的な、涙が出そうな質感を持って、「私」たちの脳に響いてくる。潮の香りも同じだ。化学成分分析機のようではなく、地球にいだかれている喜びの感じや、日常と違って懐かしいようなくつろげるような感じを伴って、「私」たちの脳に響いてくる。そして、〈私〉の質感。「ああ、私はずっと永遠に、恋人とともに、このままこうしていたい」、「ああ、私は生きているんだ!」という感じ。「幸せ」が、ずしんと脳天を突き抜けて飛び出しそうな、〈私〉自身の質感。

このように、五感から入ってきた情報と、自己意識のように心の内部から湧き出てきた情報を、ありありと感じる質感がクオリアだ。明らかに、人の心はこのような質感を作り出している。脳の巨大なニューラルネットワークは、何らかの計算によって「私」の中にクオリアを作り出しているのだ。

一方、現在のコンピュータは、生き生きしたクオリアを感じることができない。それどころか、どんな計算をすればコンピュータのクオリアを作り出せるのか、いや、もしかして、クオリアはコンピュータには決して作り出せないものなのかということすら、全くわかっていないといわれている。確かに、クオリアはそもそも言葉でさえ言い尽くせない。言葉で言い尽くせないことをコンピュータの言語でも書き表せる気がしない。

クオリアは最大の謎か?

このため、クオリアは心の最大の謎だ、という研究者が少なくない。脳科学者の茂木健一郎は、クオリアを解明することが心解明のキーになるといっている(『脳とクオリア』)。また、アメリカの脳神経学者のダマシオは、ニューラルパターン(ニューラルネットワーク発火の空間的なパターン)によって、クオリアをイメージする、または、表象することができるのではないか、という言い方をしている(『生存する脳』)。

茂木に言わせれば、物体である脳からどのようにしてクオリアが生まれるのかは、世界中でまだ誰も理解していない、という。クオリアの問題は、手がかりさえもつかめない「意識」最大の謎なのだそうだ。茂木はさらに続ける。クオリアの謎を解明するには、天動説から地動説へと考え方を百八十度変えるような、コペルニクス的転回が必要なのではないか。現在の科学者の「心」観には、錬金術師が金を合成しようとしていたのと似て、大きな考え違いがあるのではないか、と。

コペルニクス的転回が必要だということはわかっていながら、どこをどう転回すればコペルニクス的なのかはわからなかった、というのがまさにコペルニクス的でおもしろい。では、心のコペルニクスは誰なのだろう。

それは、第2章で答えを述べる私だ。

と、言いたいところだが、どうやらそうでもないらしい。私は、地球が世界の中心だという大前提をコペルニクスが見直したように、意識が自分の中心だということを見直すことによって、心の錬金術を終わらせる新しい心の見かたを思いついたのだが、よく調べてみると、すでに私と似たような考え方が公開されていた。後で述べるリベット、ノーレットランダーシュ、川人光男らの考え方だ。彼らは、心の地動説のための重要なヒントを既に見つけ出していて、もうほとんどコペルニクスといっていいだろう。コペルニクス賞というのがあったとしたら、共同受賞が妥当かもしれない。

そんなわけで、第2章では、心のコペルニクス的転回とは何なのか、どうすれば「意識」のすべての謎が解けるのか、について、私と先人たちの考えを述べていく。

ここでキーになるのは、発想の転換だ。内と外、中心とまわりといった空間的な常識と、ものごとのタイミングや原因と結果といった時間的な常識を見直してみると、そこに新しいパラダイムが見えてくる。さあ、謎解きに出かけよう。

第2章　「私」は受動的——新しいパラダイム

(1) からだのどこまでが自分なのか?

シロアリの腸内バクテリアはシロアリの一部か?

第1章では、「自分」、「私」、〈私〉についての哲学者による一般的な定義について述べた。つまり、「自分」は自分の身体、「私」は「自分」の意識、〈私〉は「私」の自己意識のクオリア、というように、入れ子構造として理解されているのだった(32ページ・図④)。確かにそのように分けると「自分」のことを考えやすい。しかし、そんな分け方は、はたして妥当なのだろうか? この章では、これまで常識とされてきた自分の身体や心についての考え方を見直すことによって、「心とは何か」に迫ってみたい。

まず、「自分」はからだか?

第1章で、「自分」とは、自分のからだと脳を含めた、個体としての、あるいは、ハードウエアとしての自分のことだ、と定義した。ここでは、もう少し柔軟に考えて、自分と外界との境目はどこか、について考えることによって、「自分」の定義を見直してみよう。

準備運動として、まずは、ミトコンドリアや大腸菌のことを考えてみよう。

ミトコンドリアは「自分」の一部だろうか。

ミトコンドリアは、私たちの真核細胞内にある長さ二マイクロメートルほどの小さな組織だ。独自のDNAを持っていて、細胞内で分裂したり増殖したり、まるで細胞内の細菌のように振舞う。ミトコンドリアは、酸素を利用して細胞に必要なATP（アデノシン三リン酸）という物質を作り出してくれるので、私たち人間はミトコンドリアなしでは生きていけない。このミトコンドリアは、なんと、数十億年前には実際に独立した細菌だったものが、生物の細胞に入り込み共生を始めたものだといわれている。ミトコンドリアの祖先であるその細菌は、現在のその機能と同じく、酸素を使ってエネルギーを作り出していたらしい。

ということは、ミトコンドリアは、今では人の「自分」の一部だが、昔はそうではなかったといえそうだ。壮大な話だ。今の人類にとっては「自分」だが、昔の生物にとっては他人だったなんて。

では、シロアリにとって、腸内のバクテリアは「自分」だろうか。

下等シロアリの仲間の腸内には、多種の原生動物やバクテリアが生息していて、シロアリの食べたセルロースを消化し自らの栄養としつつ、その代謝産物をシロアリに供給している。そして、なんと、下等シロアリの腸からすべての腸内微生物を取り出すと、下等シロアリは生きていけない。下等シロアリが生きていくためには、腸内の原生動物やバクテリアはなくてはならないのだ。ということは、両者の関係は、人間とミトコンドリアの関係と同じだ。では、シロアリにとって、腸内のバクテリアは「自分」の一部といえるのだろうか。

直感的には、そうはいえないように思える。なぜなら、バクテリアはシロアリとは容易に分離できる別の「物体」だからだ。しかし、「物体」ではなく「現象」として見ると、つまり、そこに生じている生命現象の意味を考えてみると、ミトコンドリアが人間の一部であるという事象と、バクテリアがシロアリの一部であるという事象は、同じ論理構造を持っている。どちらも、同じように共生関係にある。

大腸菌は人間の一部か?

では、人間にとって、大腸菌やブドウ球菌は「自分」の一部だろうか。

大腸菌は、人間の消化を助け、ビタミン類を合成して人間を助ける、消化管内共生菌だ。ブドウ球菌は、人間の皮膚にいて、外部から体内に侵入しようとする病原菌やダニ抗原を排除している。どちらも人間を助ける役割を担ってくれてはいる。ただし、彼らがいなくても人間は生きていける。だから、大腸菌やブドウ球菌は「自分」ではない、と考えるのが常識的な考え方だろう。しかし、人間と大腸菌、ブドウ球菌の関係は、共生という現象として考えると、シロアリとバクテリアの関係と同じだ。ということは、大腸菌やブドウ球菌は「自分」の一部だと考えてもいいように思える。「自分」と外の境界は、現象として考えると思いのほかあいまいだといわざるを得ない。

では、胃の中の食べたものは自分だろうか？　物体として考えると、消化されている最中は「自分」ではなく、消化されて吸収される瞬間に「自分」になるのかもしれない。しかし、現象として考えると、消化は不連続な変化ではない。つまり、胃の中のものは少しずつ消化されていくから、食べ物は徐々に「自分」になっていく、ということになる。ここでも、「自分」と外の境界は、現象として考えるとあいまいであることがわかる。

「自分」の「身体」は「物体」だが、「自分」の「生命」は「現象」なのだ。

（2）脳＝「私」、ではない⁉

剣玉は自分の一部か?

次に、剣玉は自分の一部かどうかを考えてみよう。

剣玉は自分の一部か? とは、何と突飛な疑問か、と思われるかもしれない。剣玉は「物体」として明らかに「自分」ではない。剣玉をする、という行為を「現象」としてとらえた場合にも、「自分」が剣玉を行なっている、とはいえるものの、剣玉は自分の一部、とはいえないように思える。

しかし、剣玉を制御するための脳内の内部モデルについて考えるとどうだろうか?

第5章で述べるように、「自分」の一部である脳には、運動を行なうために、自分の身体や道具の「内部モデル」が作られることが知られている。「モデル」とは、ファッションモデルのモデルではなく、プラモデルのように、あるものの特徴をあらわすコピーのことだ。（第5章（3）参照）。外部で起こっていることを脳の内部でモデル化するから内部モデルというつまり、人の脳の中には、手を動かすためにはどこにどのように力を入れればいい、ということを計算する内部モデルがある。原因と結果の関係が実際の運動と逆だから「逆モデル」という（第5章(3)参照）。逆に、どこに力を入れればどう動く、ということを計算する「順モデル」というのもある（第5章(5)参照）。

ロボットの脳であるコンピュータの中に道具の内部モデルが構築されることを、剣玉をするロボットによって示した有名な実験がある。川人らの実験だ（『脳の計算理論』川人光男・産業図書）。川人は、剣玉をするロボットが、コンピュータの中に剣玉の内部モデルを獲得し、上手に剣玉をできるようになることを示した。

ロボットは最初、剣玉をうまくできずに失敗を繰り返す。失敗するということは、成功する場合に対して誤差があるということなので、誤差の分だけ内部モデルを学習させる。もちろん、最初はロボットの脳であるコンピュータの中には適切な内部モデルがない。だからへたくそだ。しかし、学習が進むと、自分の手と剣玉をこう動かせば玉はこう動く、という内部モデルが構築され、次第にうまくなっていく（これをフィードバック誤差学習という。詳しくは第5章参照）。内部モデルは、手と剣玉の動き方の予測モデルだ。剣玉とはどういうものかという非宣言的記憶が脳の中に構築されると言い換えることもできる。つまり、剣玉をする、という現象のモデルが脳の中にできあがっていくということだ。

スキーや野球などのスポーツについて考えてみても、同じことがいえる。スポーツの練習を重ねると、私たちの脳の中には、スキー板の内部モデル、こぶ斜面の内部モデル、バットの内部モデル、ボールの内部モデル、投手のくせの内部モデル……が構築される。これらは、言い換えれば、「自分」の中に、自分の身体と環境についてのモデルが作られるということだ。

自分の手で直接ボールを操るときのために、自分の手の動き方の内部モデルも脳の中に作られている。自分の手を制御するための、自分の手の内部モデルが、「自分」の一部であることに異論のある人はいないだろう。

そして、剣玉の動かし方の内部モデルも、手の動かし方の内部モデルの拡張として脳の中にある。内部モデル、という捉え方をすると、手の内部モデルと剣玉の内部モデルは、力学系の構造が多少違うだけで、大差はない。このように考えると、「剣玉の動かし方」は、「手の動かし方」同様、自己の内部にあるといっていいだろう。もちろん、剣玉という物体は自分ではないが。

同様に、スキー板やゲレンデやボールや投手の内部モデルも、「自分」の中に存在する。

このように現象として考えてみると、バクテリアやミトコンドリアの例と同様、やはり、「自分」と外との境界はあいまいだということができる。

つまり、物体としては「からだ＝自分」だが、現象としては「からだ＝自分」という等式は成り立たない。

集合の記号を使って数学的に書くと、「からだ⊂自分」（からだは自分に含まれる。つまり、からだは自分の一部）というべきなのだ。そして、大腸菌や剣玉などの環境も、現象としてみると自分の一部なのだ。

小びとたちから見ると中も外も同じ

では、「脳＝私」だろうか。

脳の中には、現象の内部モデルをつかさどる部分があるわけだが、もちろん、ほかに、ものを記憶する意味記憶や、現象の時系列を記憶するエピソード記憶もある。これらが、「記憶と学習」を行なっている部分だ。そのほかに、「無意識」の小びとたちの処理と、「意識」である「私」もある。第１章（４）でも述べたとおりだ。

だから、当然、脳⊃「自分」であって、脳＝「私」ではない。大脳の「意識」以外の部分を「意識」と区別すると、大脳もからだと同じようにあいまいな「自分」の一部ととらえられる。

以上のように、「自分」「私」というのは実は思いのほかあいまいなものなのに、人間は、それをなんとなく確固としたものであるかのように錯覚し信じるようにできている、

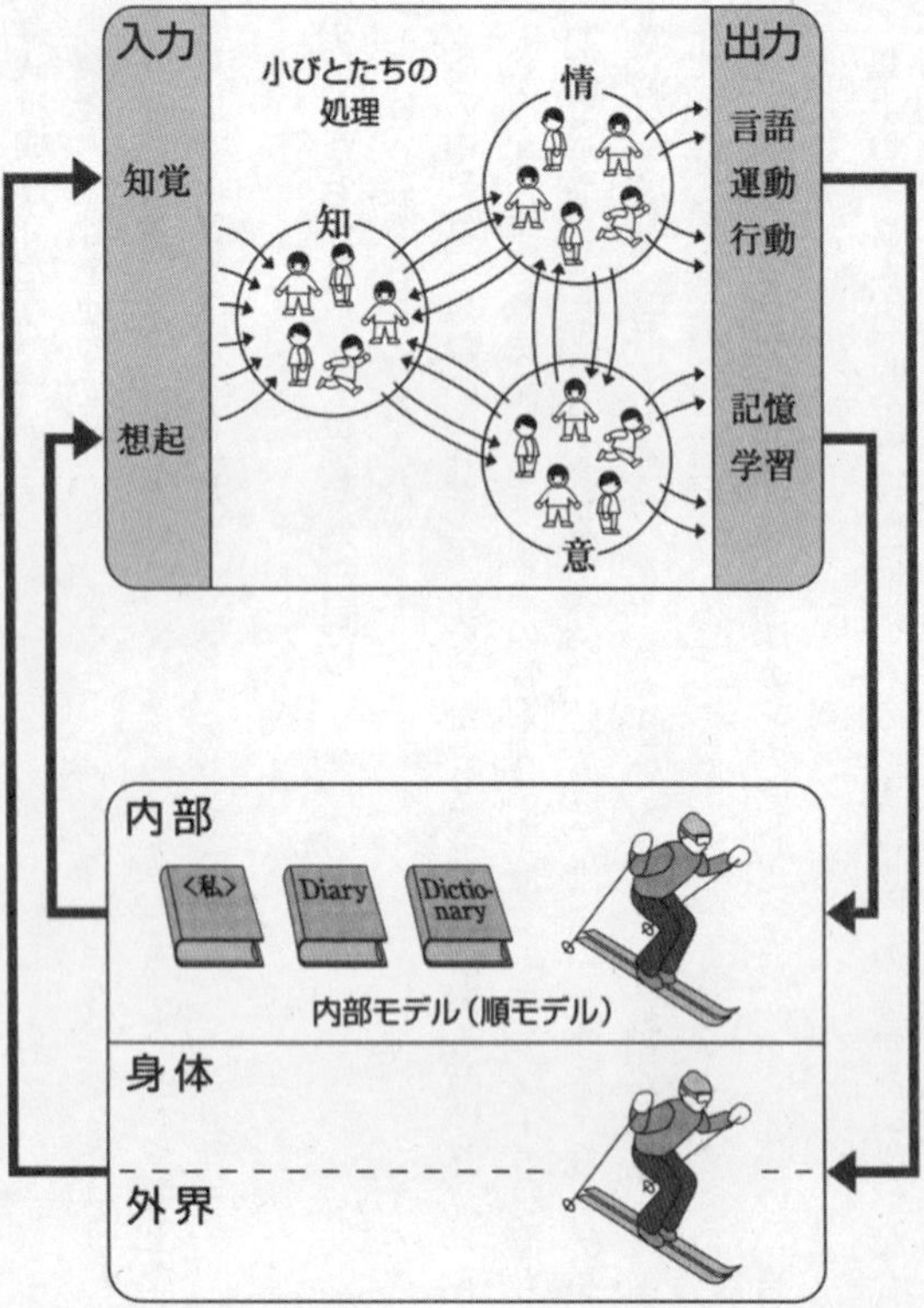

図⑥　「知」「情」「意」の小びとたちから見ると、脳内の記憶も、身体・外界とのインタラクションも、同じような入出力ととらえられる。

といえよう。

図⑥を見ていただきたい。環境と身体と脳、といった物ではなく、知情意をつかさどる脳内の小びとたちの営み、という現象として見ると、脳内にある身体・外界の順モデルも、身体も、外界も、そこから何か情報を得て、そこへと何か情報を送り出す対象である、という点で一致している。順モデルを使って運動をイメージすることと、実際に運動をすることは、小びとたちから見ると同じような体験でしかない（第5章（5）参照）。自己と他者、内と外、という分け方は生命現象としてはそもそもナンセンスなのだ。自己も他者も、知情意に対して流れ込んできて流れさっていく対象であるという点では同じようなものなのだということができる。

以上のように、内と外という物質的概念は現象としてみると無意味だということがわかった。次の議論は、原因と結果という因果関係を疑ってみることだ。

主体的だと思っている私たちの「知」「情」「意」「意識」といったものは、実はことのほか受動的で他力本願なものなのに、人間は、それらをなんとなく主体的なものであるかのように錯覚するようにできている。このことについて、次節以降で順に述べよう。

（3） 目で見るのではなく、脳を見ている「私」

なぜ「赤いリンゴ」とわかるのか？

赤いリンゴを見る時、私たちは、見た瞬間に「赤いリンゴだ」、と感じるような気がする。しかし、実は、リンゴの特徴は、色、形、動き、陰影、質感といった因子に細かく分けて別々に処理されたあとで統合されている。これは脳内の「知」が行なう知覚情報処理だ。このことは第1章（4）で述べた。確かに、目はカメラであってコンピュータではない。だから、目で見た瞬間に、「赤い」とか「リンゴだ」とかいった特徴がわかるわけがない。一度、コンピュータである脳に情報が運ばれて、そこで「赤い」とか「リンゴだ」とかいった特徴が計算されてやっと、特徴が特徴として認識されるのだ。

そう言われてみればそんなものかな、とは思うものの、やっぱり、実体験としては、私たちは目で見た瞬間に「赤いリンゴだ」と感じているように思える。ではなぜそのように感じるのだろうか。

バーチャルリアリティー研究の一分野に、オーグメンテッドリアリティーというものがある。オーグメンテッド (augmented) とは、増大した、という意味だ。つまり、オーグメンテッドリアリティーとは、画像や注釈のような情報を環境の上に重ね合わせることによって、仮想世界のリアリティーを増大させる方法だ。

具体的にどんなことをするのかというと、たとえば、めがねを通してみる実画像の中に、実画像についての注釈や説明を付け加えるようなことが行なわれる。また、面白い例として、ある人が見ている仮想画像の中に、その人の画像を埋め込むようなことが行なわれる。現実世界では、自分が見ている画像に自分は入らない。もちろん、手や足や胴体の一部は自分の目から見えることが多いが、顔や目など、本来自分の目に見えない部分は目に入らない。スイスの山の仮想画像を見て、自分がスイスに行った気分になる際に、自分自身が景色の中に入っていたら、なんだか不自然に感じるだろう。しかし、実は、自分が画像の中に描かれていると、仮想世界への没入感が増して、仮想操作や遠隔操作をより自然に行なえるのだそうだ。

私たちは「赤いリンゴ」という情報を見ている

私たちの視覚は、オーグメンテッドリアリティーと似ている。つまり、リンゴなのか、赤いのか、などの特徴が抽出されていない生の画像に、大脳で計算して求めた「赤いおいしそうなリンゴ」という情報を巧妙に重ね合わせ、「私」(意識) に対して表示しているようなものだ。つまり、私たちが、「赤いリンゴを見た」ことを「意識」するとき、実は、私たちは、素の画像だけを見ているのではなく、脳で加工された結果作り出され、画像にあわせて表示された、生き生きした「赤いリンゴ」のクオリアを同時に感じているというわけだ。私たちは、「赤いリンゴ」を目で見ているわけではない。視覚受容器が検出しているのは、何の意味も持たない画像。「赤いリンゴ」は、脳で作られた情報なのだ。「私」は、目で見るのではなく、脳を見ている、というべきなのだ。

視覚よりも触覚の例のほうが単純でわかりやすい。私たちは指先で何かに触ったとき、熱いか冷たいか、つるつるかざらざらかを、瞬時に、しかも指先で感じるような気がする。しかし、皮膚にはマイスナー小体やメルケル小体といった触覚のセンサがあるだけで、脳はない。だから、当然、熱いか冷たいかとかつるつるかざらざらかといった情報を皮膚で計算することは決してできない。なのに、どうして触覚のクオリアを指先で感じるのだろうか。それは、触っているという生の行為に、触った結果としての感触のクオリアを重ね合わせて「私」に対して表示しているからに他ならない。

味覚も同じだ。舌の先に脳はないから、食べた瞬間に甘いとか辛いとか感じられるはずはない。甘い辛いといった特徴のクオリアは、やはり脳で計算された後に、食べるためのあごの動きや食べ物の動きに重ね合わせて「私」に対して表示されるのだ。

私たちが五感を感じるとき、それは感覚器で感じているのではない。断じてない。脳の「知」の働きが、あたかも感覚器のある場所で感じたかのように見せてくれている巧みなオーグメンテッドリアリティーなのだ。

（4）「私」ではなく、小びとたちが考える

「私」は主体的に考えているか？

「知」の働きのうち、感覚器官からの情報を処理する知覚ではなく、脳の中の記憶を読み出してきて「考える」場合はどうだろうか。「私」たちは、主体的に「考えて」いるような気がするが、果たして本当にそうだろうか。

このことを実感していただくために例を挙げよう。図⑦の直角三角形をしばらくの間見ていただきたい。

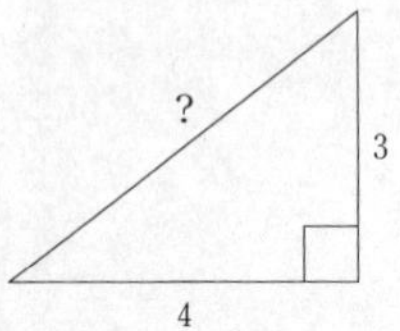

図⑦　直角三角形

あなたは何を考えただろうか。ある人は、直接「?＝5」という答えを思い浮かべたかもしれない。ピタゴラスの定理を思い出し、$\sqrt{3^2+4^2}$を計算した人もいるだろう。昔習ったような気がするけれど、もうすっかり忘れてしまった問題のようだ、と思った人もいるだろうし、わりと無関心に、直角三角形に「3、4、?」という文字が書かれている、とだけ思った人もいるだろう。この本の筆者は

どうしてこの図を見るように指示したのだろう、と別の思索を巡らせた人もいるだろう。たぶん、理科系の人だったら、ほぼ無意識のうちに、思わずピタゴラスの定理を計算してしまうか、あるいは、既に覚えてしまっている「?=5」という答えが瞬時に頭に思い浮かんでしまうのではないだろうか。

これはどういうことだろうか。

答えは、こうだ。図⑧のように、脳の「知」に関わる小びとたちが協力して働いた結果、みんなで答えを導いた、というわけだ。図⑧には、それぞれ役割を持った小びとたちの連想ゲームが描かれている。みんな、隣の小びとが何か言ったとき、それに対して何か自分に得意なことがあれば何か言う。この連想ゲームが並列に繰り返される結果、「?=5」という答えを出す小びとにバトンが渡されれば、たまたま答えが求められるというわけだ。

この図のような連想ゲームをしていると、しゃべる小びとがネズミ講のようにどんどん増えてしまって、にぎやかでしかたなくなってしまうのではないか、という気がする。しかし、そんな心配はいらない。人の社会と同じように、小びとたちは疲れるのでいつまでもしゃべってはいられないし、新しく面白いことがあるとそちらに気を取られる。また、誰か特別声の大きい小びとが近くにいると、黙ってしまう。神経生理学では、小びとが疲れる作用をまさに疲労効果というし、隣の小びとの声が大きいと自分は黙って

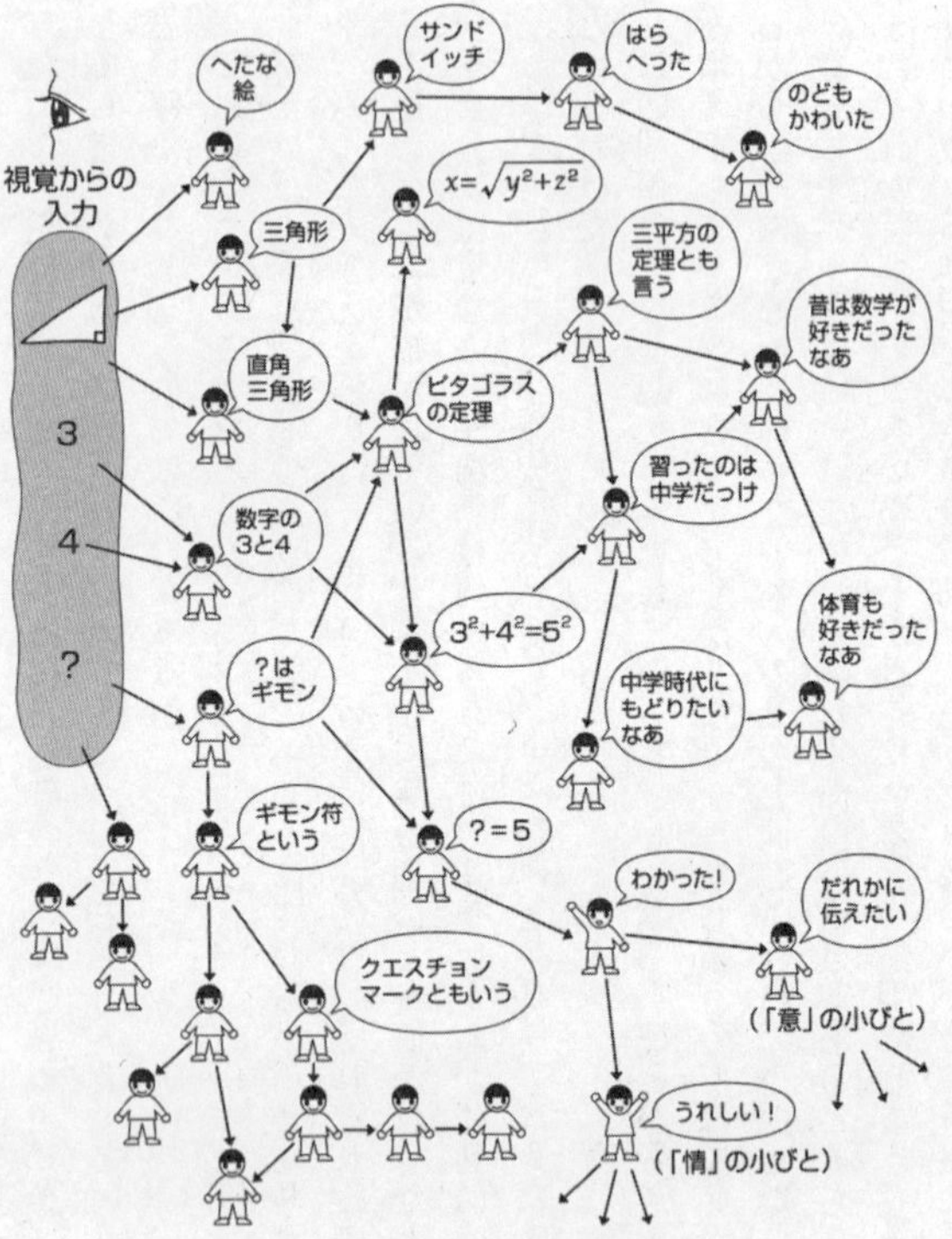

図⑧　「知」の小びとたちの連想ゲーム

しまう作用を側抑制という。

つまり、「?はどんな数字なのか考えなさい」とは誰にも指図されていないにもかかわらず、「?−||=5」などの答えが自動的に得られる、ということは可能なのだ。一方、「私」は何をしているのかというと、小びとたちの結果に「注意」を払い、「自分はこの絵を見て考えたら○○という結果を得た」という体験をした上で、それを記憶していると考えられる。

考えているのは「無意識」の小びとたち

つまり、「私」たちが主体的に行なっていると思っている「思考」という行為は、実は無意識下の小びとたちが行なっている自律分散計算だと考えられるということだ。三角形の問題の答えは、意識の上で「考えた」というよりも、自動的に「ひらめいた」ように感じられる。これは、「考えた」のは実は自分の「無意識」の小びとたちであり、「私」はそれを「ひらめいた」かのように錯覚しているに過ぎないということを表している。

この例はかなり単純な思考実験だから自動的な計算のように思えたけれど、もっと複雑な思考や意思決定の場合には「私」はもっと主体的なのではないか、とお思いの読者も多いかもしれない。しかし、複雑な思考や意思決定の場合も、実は、同じような錯覚の積み重ねと考えられる。

例えば、「円は今後高くなるか、安くなるか」について思いを巡らせて考えるとき、「意識」は試行錯誤の主体であるように感じられる。しかし、「アメリカの景気は下降気味だ」「日本政府が介入したらしい」「円高になると製造業には痛手だ」「アナリストが円高になりそうだといっていた」「円安になると今度の海外旅行では痛手だなぁ」「海外旅行の土産は何にしよう?」などと、さまざまなことをパノラマのように次々と連想するのは、「意識」の主体的な仕事というよりも、「無意識」のうちに行なわれる自動的な処理であるように感じられる。

「知」の処理は、外部の状態の知覚も、記憶の連想も、小びとたちの仕業なのだ。

(5) 喜怒哀楽も、小びとのいたずら

胸がキュンとするのも受動的?

次に、「情」、すなわち感情・情動の受動性について考えてみよう。「情」は心解明のためのキーだ、という専門家が多いが、「情」の生成メカニズムの話と、「情」を「意識」するときのクオリアの話を混同しないよう、注意する必要がある。ここで話題にするのは前者、つまり、嬉しい、悲しい、楽しい、悔しいといった感情を作り出すときに何が行なわれているのか、という話だ(後者の話は、第3章(5)から(7)で議論する)。

たとえば、(前にも出てきた例だが)あなたが愛する人とともに海に沈む夕日を見ている場合を想像していただきたい。このとき、あなたの心は、とても幸せな、しかしなんとも切ない、胸がキュンとした気分になる。これは、「情」が行なう複雑かつ理解不可能な働きのようにも思える。しかし、このとき出現する「情」は基本的に受動的ではないだろうか。

感情というものはそもそも受動的なのだ。怒りたいと思って怒ったり、笑いたいと思

って笑ったりすることは、ないとはいえないが、普通ではない。普通は、いろいろな状況が重なり合った結果、意図するか否かにかかわらず、怒りがこみ上げてきたり、喜びがこみ上げてきたりする。「私」にはなすすべがない。そう。「情」も、小びとたちの連想ゲームの結果であり、「私」から見ると受動的なものなのだ。

「知」は、目で見た画像そのものと、見ているのは海と夕日であるという視覚情報処理結果を、オーグメンテッドリアリティーのように重ね合わせて「私」たちに体験させてくれる。この結果を受け取った「情」は、「夕日は切ない」とか「愛する人といるとうれしい」といった文脈の記憶を呼び起こし、今回のパターンはどれに当てはまるのかを計算する。また、「情」は、うれしいから脈拍をあげ頬の筋肉を弛緩させる、切ないから頬の筋肉を緊張させる、といった指令を運動系に伝える。さらに、脈拍があがった、顔が紅潮した、といった身体の変化が、感覚器で検出された後に再び「情」の処理に反映される。

「情」の情報処理も、「知」と同様、それぞれ自律分散した「無意識」の小びとたちのもとで自動的に行なわれ、その結果、「私」は夕日を見ると切ない、あるいは、愛する人といるとうれしい、幸せだ、という感じを、受動的に感じていると考えられるのだ。

笑った顔を作ってみると楽しい気分になる

では、笑いたいと思って笑うときは何なんだろう。面白いことに、笑った顔を作ってみるとうれしい気分になる。その顔を見ている人が、ではない。笑った顔を作ってみた本人が、だ。

だまされたと思って、思いっきり笑った顔をしてみていただきたい。怪しい実験だが、どうだろう。なんだか楽しいようなおかしいような気分にならないだろうか。

これはこういうことだ。笑った顔をすると、そのときの筋肉の状態が感覚受容器から脳にフィードバックされ、こんな顔をしているときはうれしいはずだ、といううれしさの内部モデルが働く。その結果、「情」は、〝「私」はいまうれしい〟という心の状態を作り出すのだ。

この状況を冷静に考えてみると、能動的に見えるのは、笑った顔を作ってみよう、という「意」だけであって、「情」はやっぱり受動的だ。「情」は、意図とは関係なく、自動的にわきあがってくるものなのだ。喜怒哀楽は、「情」をつかさどる小びとたちが作り出したものを「私」たちが意識するのであって、決して、私たちが主体的・能動的に作り出すものではない。

何のために「情」があるのか、についてはさまざまな議論があるが、私は、エピソード記憶にメリハリをつけるためだと思う。この点については第3章(5)で述べることにしよう。

「情」と並んで、大脳の中でも古い部分がつかさどっているといわれているものに、「欲」がある。

「欲」は、「情」の際立った一面かもしれない。「欲」は「情」を伴って、私たちの心の底からわきあがってくる。食欲も性欲も排泄欲も自己顕示欲も名誉欲も社会貢献欲も、みんな、私たちが「意識」によって主体的にコントロールするものではない。多少はコントロールできるが、基本的には心の底からわきあがってくる。これも小びとたちの仕業といえるだろう。

(6)「意図」も主体的ではない？

「よーい、ドン！」と走り出すとき決意はすべての始まりか？

ここまで、「知」と「情」が受動的であることを述べてきた。知覚や思考といった「知」の作用も、感情や情動といった「情」の作用も、「無意識」の小びとの仕事の結果が「意識」に自動的にわきあがってくるのだった。つまり、「知」も「情」も、「注意を向ける」といったような「意識」の積極的な働きかけの結果なのではなく、「無意識」にいる小びとたちがせっせと処理した結果をただ「意識」が受動的に見ているだけと考えた方が、脳のしくみから考えてつじつまがあうのだった。これらの考え方は、心についての一般的なイメージと違うので、はじめは違和感があったかもしれないが、ご理解いただけただろうか？

さて、次に料理するのは「意」だ。

このようにお考えの読者も少なくないかもしれない。「まあいい。〝知〟と〝情〟が受動的な作用だというのは受け入れてもいい。しかし、〝意〟が受動的だというのだけは勘弁してくれ。だって、〝意〟は〝意図〟だ。自分は○○をするぞ！　という決定をくだす主体的な心の作用だ。これは、間違いなく自分の心の中心である〝意識〟（「私」）が、自分でやっていることだ。今日はリンゴを食べよう、これから出かけよう、映画を見に行こう、と自分が決断するのは、〝意〟が自分でやっていることとしか、考えようがないじゃないか。これればかりは間違いない。これが受動的だとか、無意識に追従しているなんてことは、ありえない」。

そう。「意図」は間違いなく「私」が主体的に行なっていることのように思える。運動会で「よーい、ドン」というピストルの音を聞いて走り出すとき、あなたは、ピストルの音を聞いたと意識する瞬間に、走り始めるぞ、と決意し、足の筋肉に渾身の力を込め、走り始める——ように思える。

休日に愛する人と待ち合わせをしたあなたは、ドライブをし、映画を見て、食事をし、すてきな会話を楽しむ。幸せな時だ。楽しいデートをありありとプランし実行するのは、自分の「意図」（と、「相手の意図」）以外の何ものでもない——ように思える。

これがもしも錯覚㊟だったら……。もし、自分が「意図」していると信じている生きとした自分の決断が、選択が、行動が、みんな、本当は他人の命令に従うような、または、他人にあやつられているかのような、よそよそしい追体験に過ぎないのだったとしたら、どうだろう。なんだか自分が奴隷になってしまったような、いやな感じかもしれない。

しかし、そう考えなければ説明できない実験結果がある。

(注)「錯覚」という言葉には、ものごとが実際とは違って感じられるという意味がある。一方、「幻想」は、実際にはないものがあるように感じられること。英語の「イリュージョン」は、両者の意味を含む。本書で「錯覚」というときには、ないものがあたかもあるかのように知覚されることも含む。すなわち、ものごとが実際にあるかないかにかかわらず、実際とは違って感じられることを指す。つまり、「イリュージョン」に近いニュアンスで用いているとご理解いただきたい。

（7）指を動かし始めたあとで、動かそうと意図する「私」

リベット博士の実験の衝撃

一九八〇年代のアメリカ、カリフォルニア大学サンフランシスコ校。カリフォルニア大学というと、日本ではバークレー校（UCB）やロサンジェルス校（UCLA）が有名だが、サンフランシスコ校（UCSF）も同じくらい知名度が高い。カリフォルニア大学サンフランシスコ校は、アメリカ一美しい都市といわれるサンフランシスコの、ゴールデンゲートブリッジの近くにある。そして、ここには、全米でも一、二を争う、超一流の医学部がある。その神経生理学教室のリベット教授の研究室での話だ。リベットは、長い間、人の「意識」や「意図」の問題に興味を持っていて、あるとき、次のようなおもしろい実験を行なった（リベット、一九八三年の論文）。

人が手やからだを動かせるのは、筋肉があるからだ。筋肉が動くのは、脳から「動け！」という電気信号が発せられるからだ。筋肉よ、動け、という「無意識」の指令（電気信号）は、人の大脳の随意運動野という部分で発せられる。そこで、リベットは、頭蓋骨を切開したある被験者の随意運動野に電極を取り付け、人差し指を曲げる運動に対する運動準備電位を計測した。運動準備電位とは、読んで字のごとく、運動の準備を無意識に始めるときの脳内の指令信号だ。電位（電圧）があがることは、人差し指の筋肉に指令が伝えられ、指を動かすための準備が行なわれることを意味する。だから、脳内の運動準備電位があがってからしばらくすると指が動き始めることになる。プラモデルのモータと同じだ。スイッチを入れると、電圧がかかり、モータが動く。ここまではいい。この先がリベットが行なった実験の独創的な点だ。

リベットは、時計回りに光の点が回転する時計のような点滅型モニターを作った。そして、脳に運動準備電位を測るための電極を取り付けた人に、モニターの前に静かに座ってもらった。その人には、心を落ち着けてもらい、「指を動かしたい」という気持ちになったときに、指を動かしてもらった。さらに、「指を動かしたい」と自発的に「意図」した瞬間に、光点の位置がどこにあったかを尋ねた。つまり、「意識」が「動かそう！」と「意図」する指令と、「無意識」に指の筋肉を動かそうとする準備指令のタイミングを比べたのだ。

さて、読者の皆さんは、どちらが先だとお思いだろうか。「意識」と「無意識」と。

そりゃあ、決まっている。人が指を「動かそう！」と「意識」するのが最初で、その指令が随意運動野に伝わるから、「無意識」のスイッチが入り、運動準備電位が生じ、最後に指が動くんじゃないか。この順番に決まっている。こうお思いだろうか。そう思うのが、（私も含めて）凡人の常識だろう。

ところが、結果は衝撃的だった。なんと、「無意識」下の運動準備電位が生じた時刻は、「意識」が「意図」した時刻よりも三五〇ミリ秒（〇・三五秒）早く、実際に指が動いたのは、「意図」した時刻の二〇〇ミリ秒（〇・二秒）後だったのだ。

指の動くのが「意図」より遅いというのは、もちろん、予想通りだ。しかし、運動準備電位が「意図」よりも三五〇ミリ秒早いというのは不思議だ。ところが、何度測り直してみても、運動準備電位が発生した時刻は、人が「意識」的に運動を「意図」した時刻よりも数百ミリ秒ほど早かった。数百ミリ秒というと、零コンマ何秒。人が全力で走ると、二、三メートルも進める、けっこう長い時間だ。つまり、奇妙なようだが、心が「動かそう！」という「意図」を「意識」するよりも前に、「無意識」のスイッチが入り、脳内の活動が始まっているというのだ。

心が「動かそう！」と思うのがすべての始まりなのではなく、それよりも前に、無意識下の脳で、指を動かすための準備が始められているというのだ。

そんなばかな。

「私」は「意図」したと錯覚している

皆さんだけではない。この結果には、世界中の学者が驚いた。哲学者サールは、「もしそうだとしたら、それは宇宙最大の冗談に違いない」とまで言ったという（『脳と意識の地形図』カーター・原書房）。

科学は再現できなければならない。そこで、一部の科学者は同じ実験を追試してみた。すると、誰がやっても、やはり同じ結果が得られたという。

しかし、「意図」の「意識」に先立つ脳内活動があるとは、何とも奇妙だ。このため、この結果は論争を引き起こし、多くの科学者が反論を試みた。ところが、リベットの実験結果は間違っている、と科学的に証明できた科学者は一人もいなかった。

そんなわけで、リベットの実験結果を信じるならば、人が「意識」下でなにか行動を「意図」するとき、それはすべてのはじまりではない。「私」が「意識」するよりも少し前に、小びとたちは既に活動を開始しているのだ。言い換えれば、「意図」していると「意識」することを人に感じさせる脳の部分は、脳内の小びとたちの活動結果を受け取って、自分が始めに「意識」したと錯覚していると考えるしかない。そう考えないと、リベットの実験結果の意味を論理的に説明できないのだ。「意図」を「意識」することが錯覚だというのは、宇宙最大の冗談どころか、疑いようのない事実なのだ。

ついに、最後の砦、「意」も、「知」や「情」と同様、無意識にいる「運動準備」や「意」の小びとたちの結果を、「意識」が受動的に見ている作用に過ぎないらしいという事がわかった。しかも、私たちは、あたかも主体的に意図したかのように錯覚しているというのだ。では、錯覚とはそもそもなんだろうか。なぜ生じるのだろうか。そこのところをもう少し考えてみよう。

（8）　人は何のために錯覚するのか？

脳は空間を都合のいいようにひずませる

心理学や認知科学の教科書には、錯覚の実例がたくさん載っている。たとえば、錯視。図⑨を見たとき、皆さんはどのようにお感じだろうか。

実は、（a）ではふたつの扇形は同じサイズだし、（b）では縦の線は同じ長さだ。（c）では白い正三角形は存在しない。しかし、（a）では下の扇形の方が大きいように見え、（b）では左の線の方が短く見える。（c）では白い正三角形があるように感じる。

錯視はなぜ起こるのだろう？

答えは単純明快だ。私たちの脳は、空間を都合のいいようにひずませて理解しているからだ。「都合がいい？　錯覚しないでありのままに理解した方が都合がいいのでは？」、そうお思いかもしれないが、錯覚した方が都合がいい場合はよくある。

わかりやすい例をお見せしよう。図⑩では、ふたつのボールは同じ大きさで描かれている。ところが、向こうにあるボールは手前のボールよりも大きく見えないだろうか。

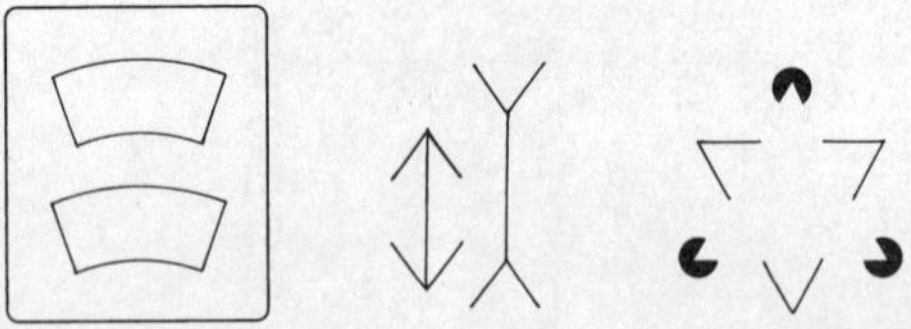

(a)どちらが大きい？　(b)どちらが長い？　(c)白い三角形がある？

図⑨

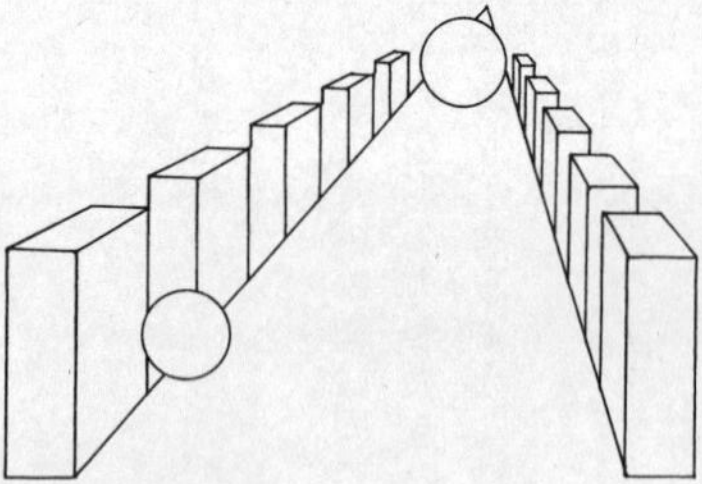

図⑩　どちらのボールのほうが大きい？

これは、私たち人が無意識のうちに紙という平面の中に遠近を見ようとすることによる。つまり、脳の中には、「遠くのものは小さいはず」という、遠近法の決まりが、記憶（内部モデル）として入っている。それなのに、後ろのボールが妙に大きいので、脳が勘違いして、思ったよりも大きいぞ、ということを強調してしまうから、上のボールの方が大きく見えてしまうのだ。

さっきの錯視も、たねあかしをすると、同じような脳の誇張による。次の絵を見てみよう。私たちの脳の中には「扇形がふたつある場合には、内側の方が小さいはず」という決まりが書かれている（図⑪）。だから、図⑨（a）のように、小さいはずの扇形が大きかったら、脳は、思ったよりも大きいぞ、と誇張してしまうのだ。図⑨（b）の縦の線の長さの

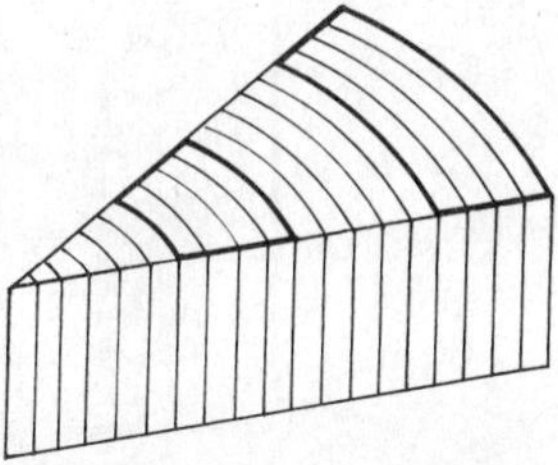

図⑪　バウムクーヘンの扇形は、
真ん中に行くほど小さいはず

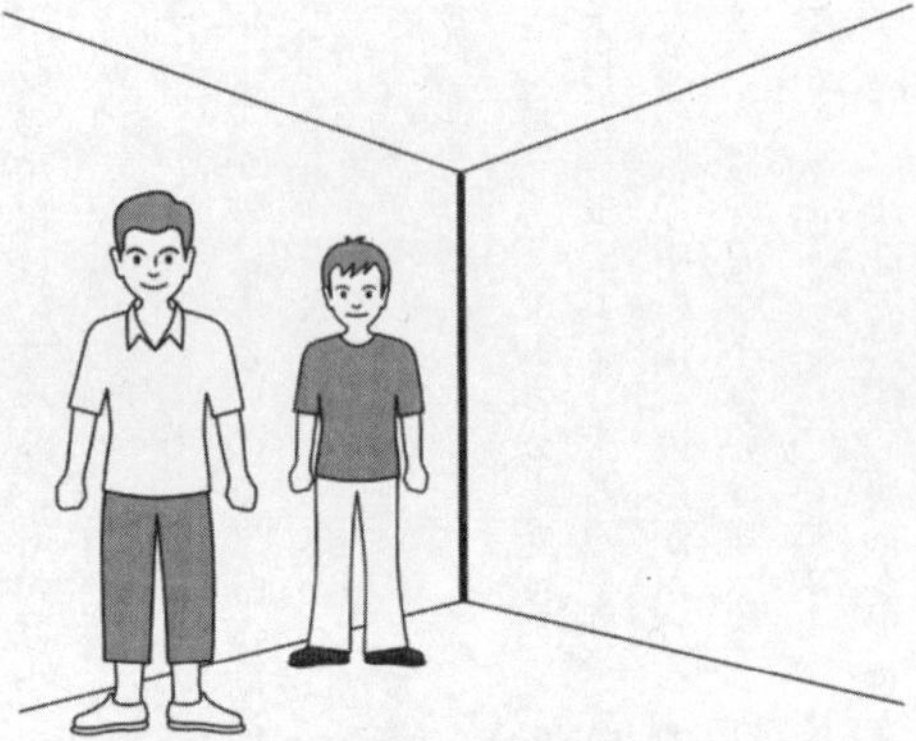

(a) 遠いはずの縦の線

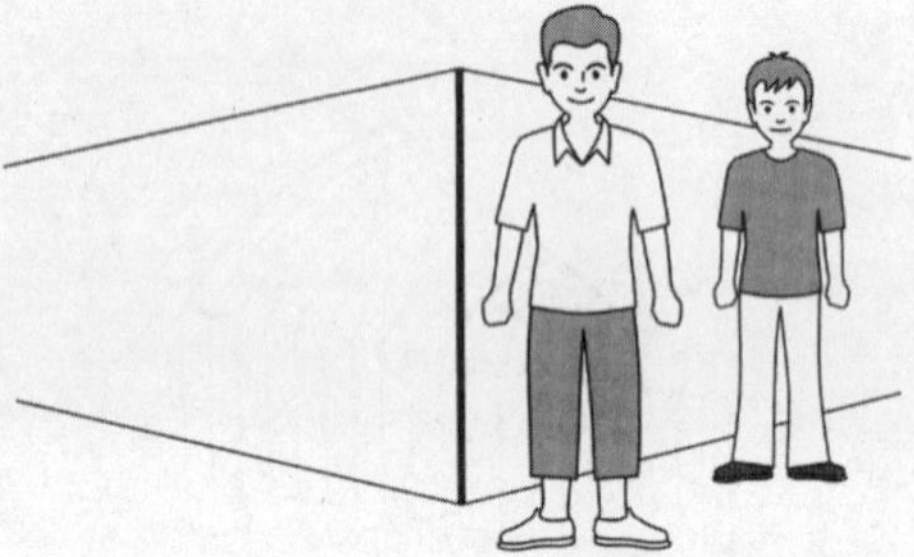

(b) 近いはずの縦の線

図⑫

場合も同じだ。図⑫の絵を見ると、遠いはずの縦の線（a）は近いはずの縦の線（b）よりも短いはず、と脳は思う。ところが、（a）の線は思ったよりも長いので、脳は誇張してしまうのだ。

脳は、空間を都合のいいように、つまり、脳の中に書かれている「決まり」とつじつまがあうように、ひずませているということができる（なぜ、脳の中に決まり＝内部モデルがあると都合がいいのかを知りたい方は、第5章をお読みいただきたい）。

さて、ここで、時間と空間の関係について考えてみよう。私たちは、縦・横・高さという空間の三次元と、時間の一次元、あわせて四次元の世界に住んでいる。時間も空間も、長さで表される物理量だ。だから、これまで述べてきたように人が空間をひずませて理解しているのならば、時間もひずませていたとしてもおかしくはない。

脳は時間のつじつまも合わせる

いや、空間をひずませるのは理解できるが、時間をひずませるとは、話が飛びすぎだ、というご批判があるかもしれない。しかし、私たち人間は、実際に、時間も都合のいいようにひずませていることが知られている。

たとえば、感覚受容器から大脳新皮質の感覚野まで信号が伝達するのに要する時間は、感覚ごとに違う。目の網膜で光を受け取ってから、その信号が脳の第一次視覚野に到着するには〇・〇五秒かかるのに対し、鼓膜から第一次聴覚野までは〇・〇二秒しかかからない。なのに、光と音が同時に目と耳に到着したとき、人は、同時か、または、むしろ光の方が早いように感じる。これは、信号の届いた時刻を、脳が都合のいいようにずらしている結果だ。つまり、脳の中には、「光と音は同時に届いたはず」という決まりが書き込まれているというわけだ。

また、カリフォルニア工科大の下條教授らは、脳の視覚野付近に置いたコイルに電流を流して磁場を作り、磁場の影響によりニューロンの活動を阻害して、人の視覚をだますという実験を行なった（一九九九年、Kamitani らの論文）。ある模様を見ているときにコイルに電流を流すと、目で見ているものの一部が見えなくなり、そこだけぽっかり穴が開いているように見えるという。脳磁気刺激法という。人工の盲点だ。

まず、赤い色、次に縞模様、最後に緑色を見せ、縞模様を見せているときにコイルに電流を流したとしたら、被験者にはどのように見えるだろうか。もちろん、最初は赤い色が見え、次に、縞模様の一部にぽっかりと穴が開き、最後に緑色が見える、というのが普通の予想だろう。確かにその通りだった。しかし、衝撃的なのは、ぽっかりとあいたところに見えた色だ。

見えた色は、なんと、緑色だった。不思議なことに、磁場で作られた穴は、未来に提示される色で埋め合わせられていたのだ。

これはどういうことだろう。

説明は、こうだ。脳の中に、穴が開いたらそこを次にやってきた色で埋め合わせ、そうであるかのように「私」に知覚させる、という錯覚の決まりが書き込まれているため。こう考えれば納得がいく（こう考えないと、納得のしようがない）。

要するに、脳は、空間だけでなく、時間についても、錯覚によるつじつま合わせをしているということだ。しかも、これは、単に「知」がだまされているだけではない。時間の流れとともにあるように思える「意識」がだまされているということなのだ。

(9)心の地動説──地球は太陽にしたがい、「私」は「自分」にしたがう

「意識」するタイミングは錯覚

指を動かそう、と「意識」する心の作用は、「意」(意図)の準備をする小びとたちによる無意識下の脳内活動よりもあとに生じる、というリベットの実験結果は衝撃的だった。ここでは、リベットらによる、「意識」に関わる面白い実験結果をもう一つ紹介しよう(一九九一年のリベットの論文、および『ユーザーイリュージョン』ノーレットランダーシュ・紀伊國屋書店)。リベットは、頭骸骨を切開した人の大脳皮質の体性感覚野に電気パルス列による刺激を与える実験を行なった。体性感覚野に電気刺激を与えると、本来そこが処理するはずの感覚を感じることが知られている。つまり、人差し指の触覚を担当する体性感覚野を刺激すると、人差し指が「つるつる」なものや「ざらざら」なものを触っているときのようなクオリアを感じるのだ。

リベットははじめ、大脳皮質を電気刺激すれば、すぐに、指が何かに触れた感じがするだろうと考えた。ところが、奇妙なことに、皮質への刺激を〇・五秒以上続けたとき

に初めて皮膚感覚として「意識」されたのだという。逆に、刺激が〇・五秒持続しないときには、なぜか皮膚を刺激された感じがしないのだ。

もちろん、実際に皮膚に直接刺激を与えた場合には、刺激された感覚を、刺激された瞬間に「意識」できる。ぶつかったり怪我をしたりしたときは、その瞬間に「痛い！」と感じる。そうじゃないと大変だ。からだの異変に対応するのが遅れてしまう。それなのに、大脳皮質を刺激したときには、指に刺激を与えたときよりも、「意識」されるタイミングが〇・五秒も遅れるのだ。これも奇妙な結果だ。体性感覚野が活動し始めてから、脳の「意識」をつかさどる部分が触感覚を「意識」するまでに〇・五秒もかかるのだとしたら、実際に指が何かにさわった時に瞬時に触感覚を「意識」できることを説明できない。逆に、瞬時に「意識」できるのならば、なぜ脳を直接刺激した時には遅れが生じてしまうのか、説明ができない。この結果を説明するためには、こう考えるしかない。「意識」するタイミングは、錯覚なのだ、と。

ノーレットランダーシュは、著書『ユーザーイリュージョン』の中で、このことを詳しく述べている。ユーザー・イリュージョンとは、たとえばパソコンのウインドウのようなものだ。パソコン画面内には本来窓などないが、仕事ごとに四角いウインドウの形を描いて表示するとユーザーにとってわかりやすい。だから、あたかもウインドウがあるかのようにユーザーに錯覚させる。この錯覚のことをユーザー・イリュージョンという。人の脳は、コンピュータと同じように、「意識」のためにさまざまな錯覚を用意しているのだとノーレットランダーシュはいう。

私もそう思う。彼の考え方があまりにも私の考えと似ているので驚いたほどだ。ただ、私と意見が違うのは、リベットとノーレットランダーシュは、「意識」が最終的な拒否権を持つと考える点だ。さまざまな錯覚でだまされている意識も、最後に行動を起こすことを「やめる！」と決める権利だけは持っていて、それこそが「意識」の主体的な役割であり行ないうるタスクなのだという。一方、私は、あとで述べるように、「意識」には拒否権すらないのだと考えている。

錯覚したほうが都合がいい

話を元に戻そう。

私たちは、「意識」のタイミングは絶対的なものであるように感じる。私は今、考えている、私は今、指を動かそうと「意図」している、私は今、触覚を感じている……。この「今」が本当は少しずれているなんて、考えてみたこともなかったかもしれない。今というタイミングが、実は今だと思っている瞬間よりも、本当は少し遅いのに、それがごまかされているなんて、ありえないと思われるかもしれない。

しかし、それは十二分にありえる。なにしろ、人は、錯覚しやすい生き物なのだ。

リベットの、指を動かす方の実験によれば、人が何かを始めるとき、人が「意図」を「意識」するのはすべての始まりではなくて、その前に既に脳の活動が始まっているのだった。また、リベットの触覚の実験によれば、脳が何かを「意識」するとき、今のタイミングが本当であるという保証はないのだった。また、下條らの実験によれば、色を「意識」するタイミングも、錯覚だと考えなければつじつまが合わないのだった。そして、これらを説明するためには、人の「意識」のタイミングは錯覚だと考えるしかない。

つまり、「私」(意識)は、意図した瞬間や刺激を受けた瞬間を遅れて感じているに過ぎないのに、「意識は無意識よりも前にあるように感じる」と脳に錯覚の決まりが書かれているために、あたかも「私」がはじめに自分でやったことであるかのように、たとえば、指を自ら動かそうと意図したかのように錯覚しているのだ。しかも、そのようにリアルに勘違いできるように、脳内では時間調整が行なわれ、つじつまが合わせられているのだ。

もちろん、そう感じた方が都合がいいからそうなっているに違いない。自分の決断や選択や行動が、みんな、本当は他人の命令に従うような、または、他人にあやつられているかのような、よそよそしい追体験に過ぎないと自覚するより、「意図」は行動の始まりであり、それは自分の「意思」が勝ち取ったものだと錯覚した方が、人は自分の力で生きている感じがする。また、視覚と聴覚のタイミングが合わされていたように、今だと感じる瞬間がしっくり来るように調整してあった方が都合がいい。そうでないと混乱する。だから、人はそう感じるように作られているのだ。人は、都合のいいように錯覚するように作られているのだ。自分自身の充実感や、今の存在感は、自分の脳が自分をだましている結果に過ぎないのだ。

なんて巧妙な！ 自分がやっているかのように感じていることも、「今」だと感じていることも、錯覚だなんて。まだ信じられない人もいるかもしれないが、もう、そう考えるしかない。なにしろ、そう考えないと、リベットや下條の実験結果を説明することはできないのだ。

逆に、「意識」は小びとたちの決定に従っているのに、あたかも「意識」が「自分」を従えているかのように錯覚していると考えても、なにも矛盾はないのだ。私たちの直感には反しているけれども。

心の地動説

そう。脳の中の小びとたちに従う受動的な「意識」、という考え方は、直感的には突飛だ。直感的、生理的に受け入れ難い、と感じる人もおられるかもしれない。しかし、この考え方は、天動説が誤りで地動説が正しいというコペルニクス的転回を知ったときの人類の驚きと同じ構造をしている。

昔の人は、地球の周りを太陽や星たちがまわっていると信じていた。天動説だ。確かに、大地はどっしりとしていて、動いているようには思えないし、私たちは世界の中心にいるような気がする。私たち現代人も、「太陽は東から上って西へ沈む」というように、日常生活では天動説に従った表現を使っている。実生活の中では、地球が中心だと考えても全く何も困らないのだ。しかし、火星や水星などの惑星が地球の周りを回っているという仮定のもとに、地球上に座標系をとって惑星の運動を図示してみると、惑星たちは妙な運動をしていることになる。楕円軌道を描くのではなく、複雑に地球に近づいたり遠ざかったりしているのだ。

もちろん、私たちはこの原因を知っている。本当は太陽の周りを回っている惑星たちの楕円運動を、地球に対して描いたことに問題がある。つまり、太陽の周りを回っている地球と火星、水星は、当然、近づいたり遠ざかったりを繰り返す。

ところが、昔、天動説を信じる人たちは、惑星の複雑な運動を表す式を導き、神様が創った惑星たちは、なぜかわからないが、その複雑な軌道上を運動するのだと考えたという。地動説に立てば、運動を表す式がとても簡単になるにもかかわらず、だ。よっぽど信じたくなかったのだろう。この大地が動くなんて、どう考えても直感や当時の常識に反する。また、当時のクリスチャンにとって、主イエスが言った基本的世界観を覆すなどということは、とうていあり得なかった、という状況は想像に難くない。

小びとたち（無意識）は「私」（意識）にしたがっているのか、それとも、「私」（意識）は小びとたち（無意識）にしたがっているのか、という問いは、天動説と地動説の関係にそっくりだ。

日常的な体験としては、私たちは、私たちの「意識」が星の数ほどの無意識の小びとたちを従えて、「自分」という宇宙の中心にいるように感じる。図⑬を見ていただきたい。「知」「情」「意」を意識する「私」が中心にいて、「自分」をコントロールしている。そう考えると落ち着くし、そう考えても日常生活を送る上では何も困らない。心の天動説だ。

しかし、地球が中心だと考えると惑星の運動が複雑極まりないのと同じように、「意識」がすべてのはじまりだと考えるとつじつまの合わない現象が見つかり始めている。先ほど述べたリベットや下條の実験だ。そして、これらの実験結果は、「意識」が受動的だと考えれば説明がつくのだ。

つまり、図⑭に描いたのが、「心の地動説」（ロボット学会に投稿した論文での呼び名は「受動意識仮説」）だ。人が他人や地球とつながった不気味な図のようだが、私は、これが心の真相だと考えている。

つまり、「私」や〈私〉は世界の端っこにいて、無意識の小びとたちの「知情意」の結果を受け取るだけの脇役だ。小びとたちから見ると、内部モデルも、自分も、世界も、

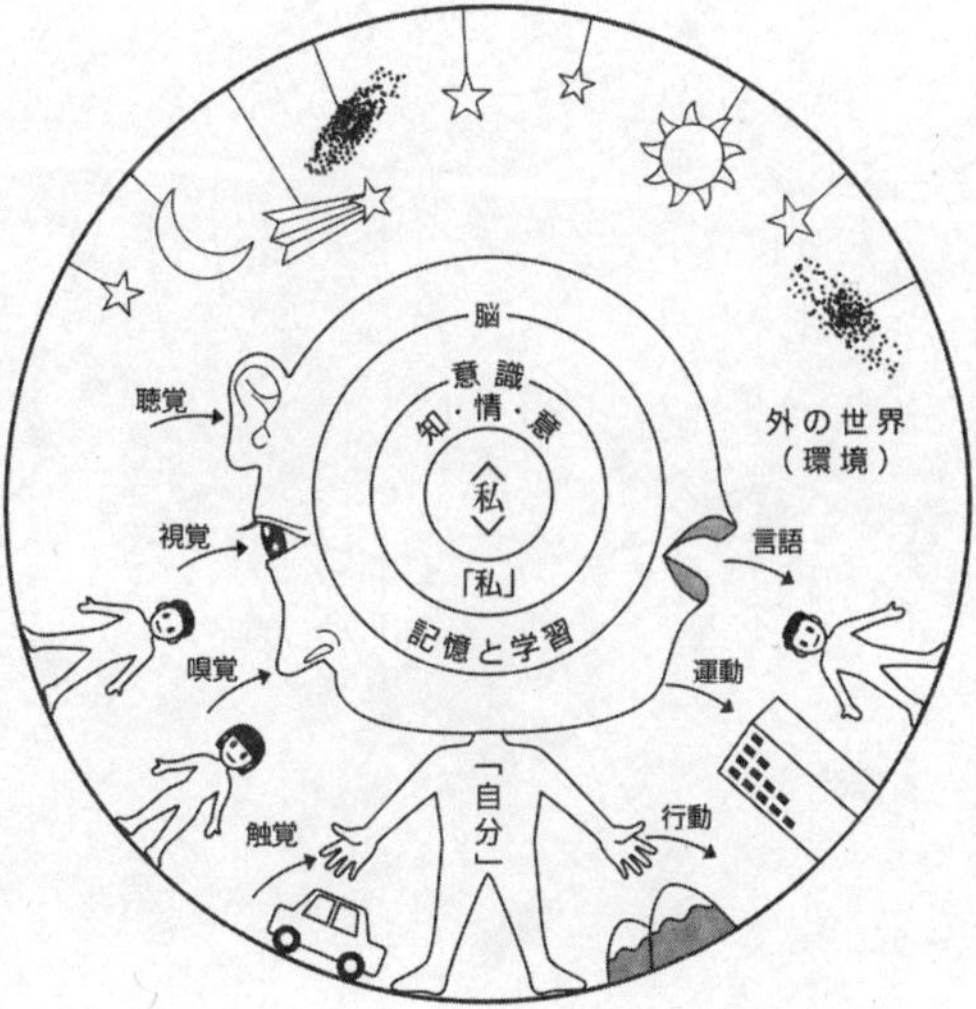

図⑬　従来の「私」中心の世界観（心の天動説）

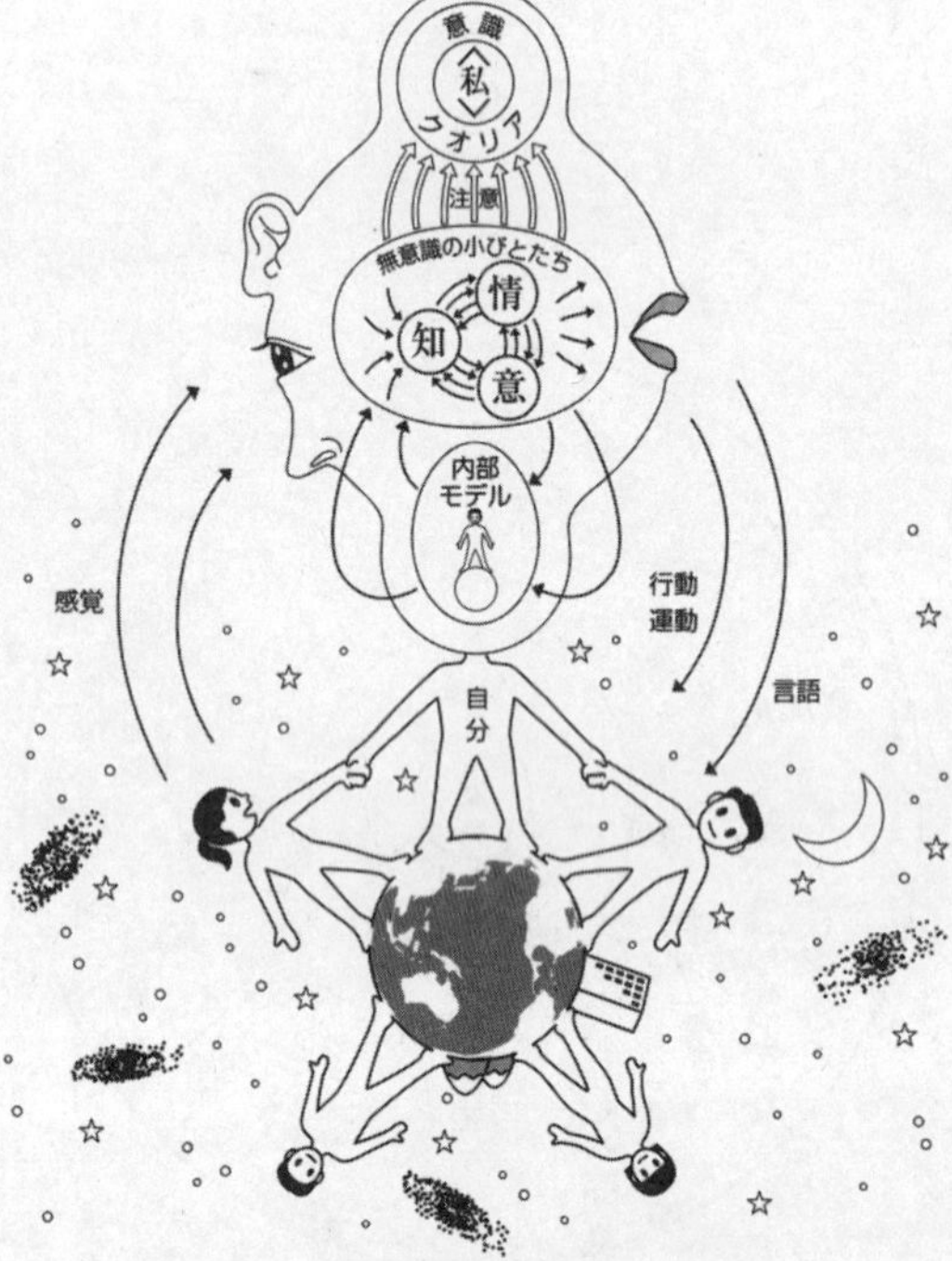

図⑭　「私」は受動的で、「自分」は世界
とつながっている、心の地動説

同じようなものだ。どれも、小びとたちから情報が流れ出て、その結果何かが起こり、何かの結果がまた小びとたちのいるところに流れ込んでくる、という構造になっている。

それは、自分のからだの運動だったり、言葉や行動だったり、他人の言葉や行動だったり、脳内の順モデルによるシミュレーションだったりするが、どれであっても、小びとたちから見ると外の世界だ。小びとたちは世界の真ん中にはいない。外の世界とつながっているだけだ。

ましてや、「私」と〈私〉は、外の世界とつながってさえいない。小びとたちが教えてくれたことを通して外の世界のことを知る監獄の中の囚人であって、世界のほんの脇役に過ぎない。もちろん、世界の中心になどいない。地球が、宇宙に広がる無数の惑星たちのうちの一つに過ぎないのと同じように。これが、図⑭に示した心の地動説（受動意識仮説）だ。

(10) 川の下流にいる「私」

小びとたちは多数決で決めている

「知」「情」「意」「記憶と学習」の役割をそれぞれ分担してせっせとこなす、あなたの脳の中の小びとたち(ニューラルネットワーク)を想像してみていただきたい。小びとたちはなんて勤勉に働いていることだろう。

赤い色を識別する小びとにリンゴを見せたら赤と答えるし、黄色い色を識別する小びとにバナナを見せたら黄色と言う。丸い形を識別する小びとにリンゴを見せたら丸と答えるし、細長い形を識別する小びとにバナナを見せたら細長いと言う。動きを識別する小びとに、リンゴを動かして見せると、動いていると言う。

しかし、赤い色を識別する小びとや丸い形を識別する小びとにバナナを見せたら黙っている。また、黄色い色を識別する小びとや細長い形を識別する小びとにリンゴを見せても黙っている。動きを識別する小びとに、置いてあるリンゴとバナナを見せたら、やっぱり、黙っている。つまり、小びとたちは、自分に関係のある情報を見つけたら自分の仕事をせっせとするし、関係なければ黙っているのだ。そして、「私」は、小びとたちがやっていることを受動的に見ているだけなのだ。

これが、(9)で述べた心の地動説だ。

しかし、この話には、まだひとつ腑に落ちない点がある。

そもそも、従来の考え方——心の天動説——では、小びとたちのまとめ役として「私」がいたのではなかったか。つまり、無意識の小びとたちは好き勝手にいろんなことをしているので収拾がつかない。だから、意識の中心としての「私」が、「知」「情」「意」をうまく働かせ、中心になって働いて、自分の個性を発揮しよう、というのが心のやり方だったはずだ。

そうではなく、「私」は小びとたちが好き勝手にやった結果を見ているだけだとしたら、だれがどうやって喧騒に決着をつけるのだろうか。

答えは、「私」の独裁政治ではなく、小びとたちの民主主義によるやり方。つまり、多数決だ。ただし、日本の選挙のように、一票の格差がある。国政選挙の場合には、地方に住むほど一票の価値が高い傾向にあるが、心の場合は、声の大きい小びとほど報われる。このことについて、以下に説明しよう。

ニューロンは使ったものほど発火する

ニューラルネットワーク（小びとたち）は、神経細胞どうしの重み（シナプス荷重）を更新することにより、いろいろなことを記憶したり計算したりできる（詳しくは第5章参照）。

脳のニューラルネットワークがいろいろなことを学習するときのやり方の基本は、実は、「使ったものほどよく発火する」だ。「正しいものほど……」とか「良いものほど……」といったような、外側にトップダウン的な評価尺度があるような学習法ではなく、局所的な相互作用に基づくボトムアップ的なやり方だ（ここでいう「トップダウン」とは、中央集権的、独裁的に、上から物事を決めるやり方。例えば、人工の計算機での計算は、まずは目的ありき、でありトップダウン的だ。一方、「ボトムアップ」とは、メンバーの相互作用により民主的に物事を決めるやり方。統合的な目的はなくてもよい）。

ある二つの神経細胞がある重み（シナプス荷重）で結合されているとする。もし、これら二つの神経細胞が何らかの理由で発火したら、これらの間の重みを大きくする。すると、よく使われる神経細胞ほど重みが増強されるから、結果として、よく発火するようになる、というわけだ。一九四〇年代にこれを見つけ出したヘッブにちなんで、ヘッブ型学習則と呼ばれ、ニューラルネットワークの学習の基本と考えられている。

脳の小びとたち（ニューラルネットワーク）の自己主張のしかたも同様にボトムアップ

的だ。つまり、「よく発火するものほどよく目立つ」だ。

あなたが、脳にある内部モデルを使って考え事をしていたとしよう（「考え事」とは、脳にある順モデルをつかって新しい逆モデルを獲得する脳内シミュレーション。これも詳しくは第5章参照）。このとき、「知」の小びとたちはせっせと働いている。もしも、急に、ガラスの割れる音がしたらどうだろう。はじめに音を聞く小びとが働く。次にガラスの割れる音を認識する小びとが働くだろう。そして、つぎに、ガラスが割れる音がするのは何か大変なことが起こったときだ、ということを知らせる小びとに伝えられる。その小びとは大騒ぎをするだろう。「知」の小びとの仕事を中断させるほどの勢いで。すると、あなたは、考え事を中断してガラスに注意を向ける。

考え事をする小びとは、声を大にしてわいわいがやがやっていたときには明らかに多数派だった。それなのに、聴覚の小びとからガラスの音という緊急事態が聞かされるや否や、黙ってしまった。代わって主役の座に躍り出たのは、ガラスのことに携わる小びとたちだ。彼らは大きな声を上げたから多数派に躍り出たのだ。騒げば多数派になる。なんだかそんな方法は、多数決というよりも、どこかの議会や株主総会のような、かなりやばんな政治手法のようではあるが、しかし、これが脳の基本だ。

議長が、ガラスに関わる小びとたちをトップダウンに指名したから、彼らが発言権を得たのではない。彼らが勝手に騒いだ結果、ボトムアップ的に主役に躍り出たのだ。

あなたが考え事をしているときに不意に待ち合わせを思い出す、というようなこともある。これは、なんらかのきっかけで、待ち合わせについて考える小びとが大声をあげたことによる。たぶん、時間を知らせる小びとがスケジュール管理の小びとにささやいたか、待ち合わせを連想させる何かをつかさどる小びとが働いたか。いずれにせよ、小びとたちの連想ゲームの結果、ある状況下で大声を上げる小びとに何かが伝えられたことがきっかけになっているはずだ。

声の大きな小びとたちが増えすぎて喧騒になるのではないか、と心配される方もおられるかもしれないが、第2章（4）でも述べたように、まわりの小びとの声が大きいと自分は黙ってしまう、抑制という謙虚な作用があるから大丈夫だ。抑制という自律的システムのおかげで、選ばれた者だけが発言するという秩序が保たれる。また、小びとたちは、しゃべっていると疲れるのでいつまでもしゃべってはいられない（疲労効果）し、新しく面白いことがあるとそちらに気を取られる。だから、喧騒の心配はいらない。

以上に述べたように、「私」がトップダウンに小びとたちみんなの素行を調査しなくても、小びとたちの社会はちゃんとボトムアップに動いていくのだ。つまり、「私」という独裁者がすべてを決めるのではなく、小びとたちが民主主義によってものごとを決めるというわけだ。

今は自分が働くときだと思ったとき、小びとは声を大にして自己主張する。そんな小びとたちの息が合ったとき、小びとたちの民主主義はうまくいく。独裁政治よりも民主主義のほうがうまくいくことは、時代が証明している通りだ。

結果だけを見て錯覚している「私」

ある漫才師は、優れた芸人は瞬時におもしろいネタを三つくらい思いつき、その中から最良のものを選ぶという。ある評論家は、本を読むときに流し読みをしていれば、重要な点に自然に注目できるという。ある音楽家は、自分が作曲しようとしなくても、曲が次々に頭の中に思い浮かんだという。これらは、脳の中の小びとたちの連想ゲームが抜群にうまくいった結果だと考えれば、さほど不思議ではない。凡人にそれができないのは、凡人の「無意識」には、ある目的に特化した選りすぐりの小びと集団が集められていないうえ、連想ゲームの特訓が不十分だからに他ならない。

小びとたちに従う「私」とは、言い換えれば、「私」は、図⑮(a)のように川上にいるのではなく、図⑮(b)のように川下にいる、ということだ。

図⑮(a)は、従来の心のイメージだ。「私」は知情意の川の源流にいて、すべての川の流れをコントロールしている。たくさんの支流でたくさんの小びとたちが働いていて、「私」はそれをすべて把握している。「私」はすさまじく物知りで、器用でなければならない。なにしろ、川の水の量も速度も、それぞれの水分子がどこから来ていつ下流へ到

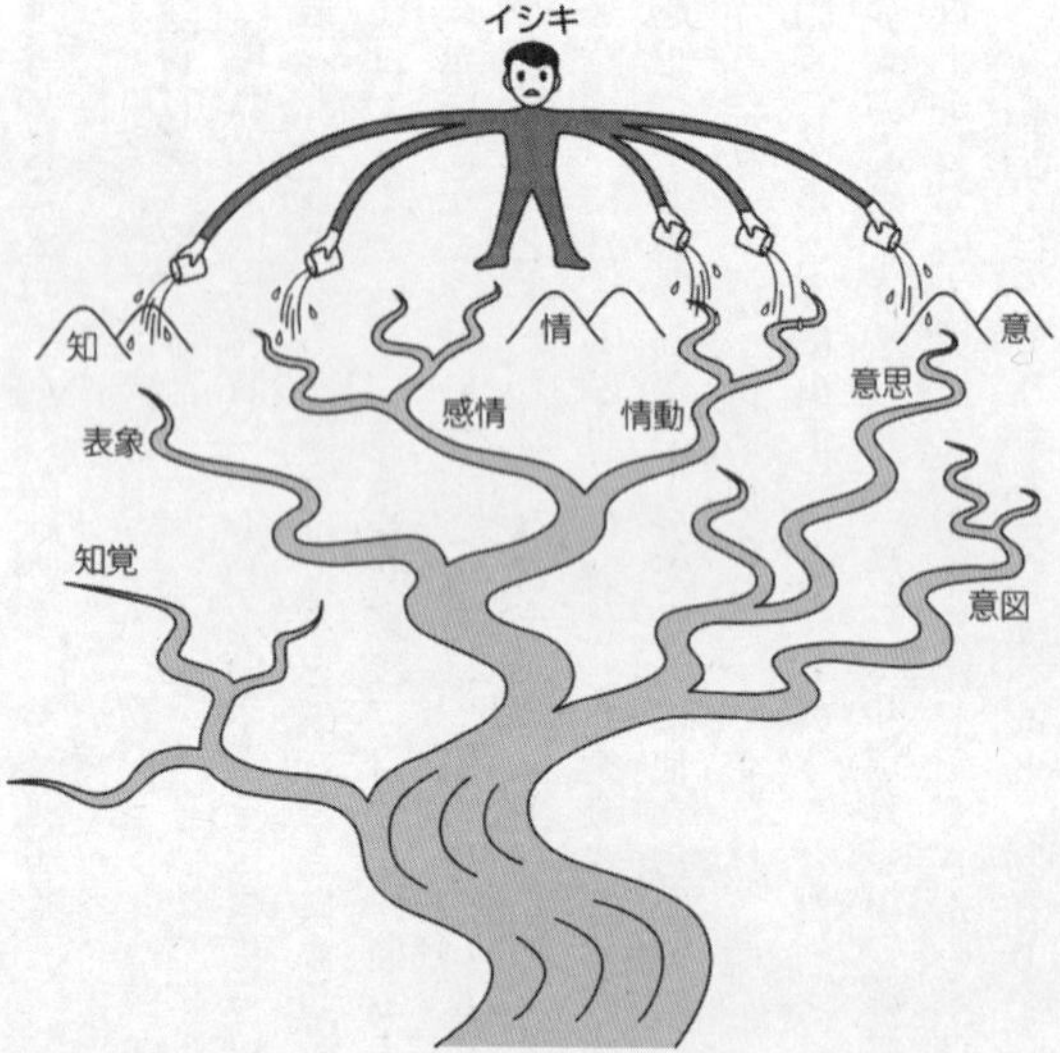

(a)大河の源流で何が起こっているのかをすべて把握するのは難しい。ましてや、たくさんの源流から何を流すかをすべてコントロールするのは、とても難しい。

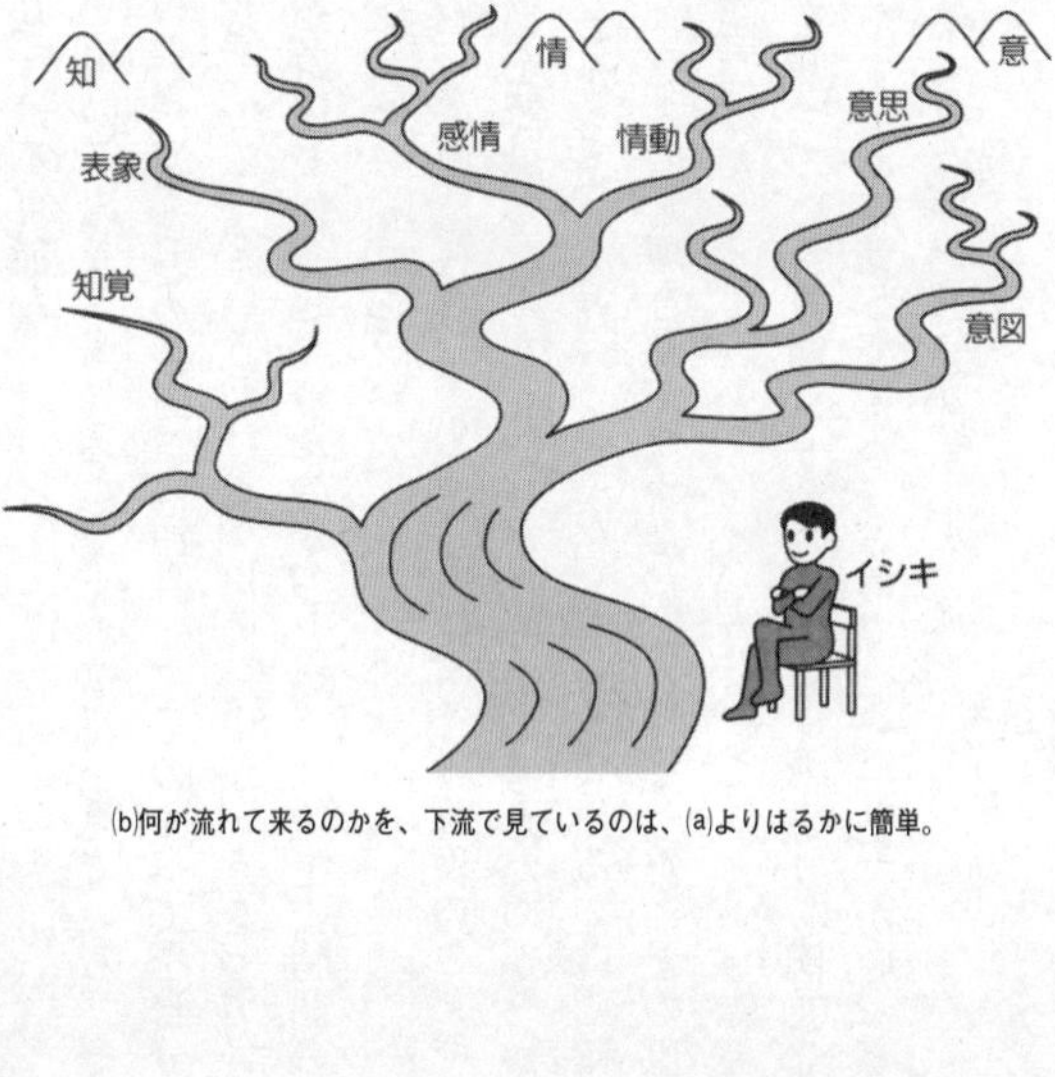

(b)何が流れて来るのかを、下流で見ているのは、(a)よりはるかに簡単。

図⑮ 「私」は川の上流にいるのか？　下流にいるのか？

達したかという情報をも、すべて把握しているのみならず、コントロールしている必要があるのだ。こんな万能な「私」は不可能だ。

一方、図⑮(b)の「私」は、川の下流で、流れ込んでくる情報を見ている。そして、注目すべき特徴的な流れ(声の大きい小びとの言動)に注目し、そのすべてを自分がやったことであるかのように錯覚している、というわけだ。川の途中がどうなっているのか、細かいことは知らないが、何が原因で何が起こったのか、という大雑把な物語の内容は把握している。細かいことは、よきにはからえ、だ。

考えてみれば、「私」たちの「意識」が知っていることは、その程度のことではないか。どうやってリンゴの色や形を認識したのかとか、どうやって考えたのかとか、小びとがやっている細かいことはわからないのだ。「私」たちが知っているのは、確かに私はリンゴを見た、確かにピタゴラスの定理を私が使った、など、やったことの原因と結果を簡単につなぎ合わせた物語だけだ。

図⑮(a)のように、すべてを知っている万能な「私」を仮定するより、図⑮(b)のように、結果だけを見て自分がやったと錯覚している、おめでたい「私」がいると考えるほうが、川の流れのように自然ではないだろうか。

第3章　人の心のたねあかし——意識の三つの謎を解く

（1）「私」は心を結びつけてはいない

心はバーチャルワールド

第2章では、身体の内と外、中心とまわりといった空間的な常識と、ものごとのタイミングや原因と結果といった時間的な常識を見直す新しいパラダイムについて述べた。新しいパラダイムとは、「私」とは錯覚する存在である、そして、「私」とは宇宙の周辺または川の下流にいる受動的な存在である、といった、見かたの逆転だ。

このような新しいパラダイムによれば、第1章で述べた心の三つの謎、すなわち、バインディング問題、〈私〉の問題、クオリアの問題の答えが導ける。この章では、三つの謎の答えを順に述べていこう。

まずは、バインディング問題。

バインディング問題とは、「私」はどうやってたくさんの小びとたちの一挙一動を結びつけて把握するのか、という問いだった。つまり、図⑮(a)の川上にいる万能で物知りの「私」をどうすれば作れるのか、という疑問だった。

この問題は、すでに心の地動説によって解決された、といえる。つまり、「私」が心のすべてをコントロールする主体だと考える心の天動説に立つから訳がわからなくなるのであって、「私」は受動的に小びとたちの結果を受け取り、せっせと勘違いし続けるための機能に過ぎないと考えればいい。

言い換えれば、図⑮(b)のように、下流で見ている「私」が、あたかも心のすべてをコントロールし理解しているかのように錯覚している、と考えれば、バインディングを行なう「私」など存在しない。

つまり、バインディング問題（結びつけ問題）はもともと存在しないのだ。「地球はどうやって無数の星たちを支えているのか」という問いを考えてみていただきたい。この問いは、天動説を信じるならば意味があるかもしれない。しかし、地動説に立脚する実際の物理世界では、無意味だ。それと同じことだ。

だから、クリックとコッホのように、四〇ヘルツでの神経発火の共鳴現象が意識だ、などと考える必要はない。意識は脳のどこかに局在しているのであって、クリックらが見つけた四〇ヘルツの共鳴現象は、たまたま何らかの情報処理のリズムに過ぎないと考えればよい。

ペンローズは、古典力学の範囲内では意識の謎やバインディング問題を解くことはできないと考え、心を説明するために量子力学を持ち出す（『皇帝の新しい心』ペンローズ・みすず書房)。そんな必要もない。錯覚を仮定すれば、力学とは関係なく、簡単にバインディング問題は解決できるのだ。

茂木は、視覚を例に、「赤い花が右に動いている」というイメージを結びつけるだけでも大変な情報処理だと述べている。しかし、「結びつけていると錯覚している」と考えれば答えは見つかる。茂木は、局在した「私」がいると考えることは、取るに足らないくらいお粗末なアイデアで、小手先の考えであると言い切っている(『脳とクオリア』)が、私に言わせれば、お粗末なアイデアこそが正解への道なのだ。

心のメカニズムも物理法則のように美しいのではないかと期待したくなる気持ちもわかるが、それは所詮無理な話だ。物理世界は、そうならざるを得ない結果としてそうなったのに対し、生命情報世界は、そうであれば都合がいいようにデザインされた結果だ。カテゴリーが異なる。素粒子と生命のデザインの違いを誤解するとすべてを見誤ることになる。エントロピーの増大する物理世界と、減少する生命情報世界は、もともとの構成原理があべこべだ。だから、脳の中の法則が物理法則と似ている必然性はない。無意識下のできごとを単純化して、錯覚し、わかったような気になっている井の中の「私」というのが、生命の真実なのだ。

川人は、『脳の計算理論』の最終章で、「もし脳が外界や運動器官の順モデルや逆モデルを学習によって獲得できるなら、脳の一部がそれ以外の脳のある部位の順モデルや逆モデルを提供する方が簡単なはず」「意識とは無意識下で生じている非常に膨大かつ並列に行なわれている計算を、非常に単純化されたうその直列演算（脳の他の部位のモデル）で近似すること」ではないか、と述べている。まさにその通りだと私は思う。そして、近似なのにリアルである理由は、錯覚が巧みに利用されているからに他ならない。

脳の中では、あらゆる錯覚によって、時間も空間も因果関係もゆがんでいる。実に、ゆがんでいる。それなのに、私たちはあたかも時空間がゆがんでいないように感じるようにできている。心は、巧みで繊細で美しい、バーチャルワールドなのだ。

脳はバーチャルリアリティーに近づけるか

バーチャル、というとコンピュータの中に作り出されたバーチャルリアリティーの世界を想像される方も少なくないだろう。コンピュータの中のバーチャルな世界では、物理現象の限界を超えて、いろんな世界を作り出せるし、スイッチを切ればやり直せる。そして、人はヘッドマウントディスプレイなどの感覚入力デバイスを通してバーチャルな世界を垣間見ることができる。

人間の「意識」も、錯覚だらけで、人工のバーチャルリアリティーの世界と同じようなものなのだろうか。

技術的な広がり、という点では違うと思う。脳が人工のバーチャルリアリティーと違うのは、まだいまの技術では、設計変更やオールクリアはできないという点だ。人工のバーチャルリアリティーのように「何でもあり」ではない。

人間は、ちょうど作りこまれたようにしか錯覚できないし、体験や設定を自分でリセットすることはできない。もちろん、「いやなことは忘れる」といった記憶のリセット機能はついている。しかし、もう少し忘れにくくしたり、忘れやすくしたり、埋め込まれたリセット機能を自分で調整することはできないということだ。説明するまでもないことだが。

ただし、将来は別だ。脳のどこで何が行なわれているかが明らかになってくれば、調整やリセットも可能になり、脳のフレキシビリティーも人工のバーチャルリアリティーに近づく可能性はある。それを人が望むかどうかは難しい問題だが。

(2)「私」は何のために存在するのか?

エピソード記憶ができないと不便?

「意識」(「私」)は、なぜ、何のためにあるのだろうか? 合理的な者が生き残る進化の淘汰圧のもとで、意識は何のために獲得されたのだろうか。

この問いは、(第1章(2)で述べた三つの謎とは別の謎だが)心の謎の中でも根源的な謎の一つだといわれている。

確かに、心の天動説という古い立場から見ると、心の中心にある「意識」が、どのように、そして、何のために、進化的に生じたのか、また、そもそもどの動物から「意識」を持つようになったのか、といった疑問全般が漠然として解決不能な謎のように思える。

「意識」という心の中心を持たない動物から、それを持つ動物への進化はいかにも急激で、前肢が手になり、羽になった進化のロマンよりもさらに断続的で急峻な変化のように思える。「意識」を持つ動物と持たない動物は、心の豊かさがあまりにも違いすぎるように思える。

しかし、心の地動説という新しい立場から見ると、「私」(意識)が何のために存在するのかは自明だ。

「私」について考えるときの鍵は「エピソード記憶」だ。私たちの体験を日記のように記憶する「エピソード記憶」は、何のためにあるのだろうか。考えてみていただきたい。

もしも、あなたが、今朝何を食べたか、あるいは、昨日はどこまで仕事をしたか、を記憶する「エピソード記憶」の能力を持たず、リンゴは食べ物だ、私の仕事は狩猟だ、といった「意味記憶」しかできないとしたら、どうだろう。狩猟生活だけはできるかもしれない。あそこの谷には獲物がいる、寒い季節には獲物が少ない、シマウマは逃げ足が速い、ブタは丸焼きにするとうまい、など、「意味記憶」ができればなんとか生きていけそうだ。

しかし、夕食はもう食べた、昨日の獲物の残りを穴においてある、一週間前に自分の子供が生まれた、去年の夏に家を建てた、といった「エピソード記憶」ができないと、明らかに不便だ。腹が減ったら食事をし、残した食べ物のことは忘れる、場当たり的な行動しかできない。つまり、認知症のような状態だ。実際、下等な哺乳類は、何らかの「意味記憶」は持つが、「エピソード記憶」を持たないためにこのような生活をしているように見える。昆虫などのもっと単純な生物では、「意味記憶」さえ持たず、反射により生活しているように見える（第4章（2）参照）。

つまり、私たち人間の「エピソード記憶」は、高度な認知活動をするために、「意味記憶」よりもあとで進化的に獲得されたものだと推測できる。

「意識」はエピソード記憶のためにある

では、エピソード記憶ができるようになるためには、何があればいいだろうか。

答えは、「意識」だ。

「エピソード記憶」を持たない認知症状態の動物がいたとしよう。この動物は、やったことを片っ端から忘れていくようなものだ。だとすると、やったことを「意識」した直後に忘れるのではなく、そもそも「意識」していなくても問題ない。「意識」したということをどうせ忘れてしまうのだから。「無意識」の小びとたちが行なった「知」の処理の中から、最もやりたいことを選択して実行する「意」の機能や、そのときの感情を表現する「情」の機能があれば、別にそれを「意識」していなくても問題ないのだ。心の質感であるクオリアを感じる必要もない。もしも感じたとしたって、どうせその直後にそうしたということ自体を忘れてしまうのだから、感じるだけ無駄というものだ。

これは、一部の哲学者が好んで例に出す、ゾンビという状態に近い。ゾンビとは、外から見ると人と同じように振舞うが、心を持っていない存在と定義されている。

今度は、「意識」はないけれど「エピソード記憶」はできる、という状況を考えてみよう。可能だろうか。

「意識」がないということは、「無意識」の小びとたちの多様な処理を多様なまま記憶する必要があるということだ。しかし、たくさんの小びとたちの処理は分散し並列に行なわれている。これを直接エピソードとして記憶しようとしても、膨大でわけがわからないし記憶しきれない。それに、エピソード記憶は、自分が行なったこと、注意を向けたことの記録だ。たくさんの小びとたちではなく、「私」一人の体験でなければならない。

つまり、エピソードを記憶するためには、その前に、エピソードを個人的に体験しなければならない。そして、「無意識」の小びとたちの多様な処理を一つにまとめて個人的な体験に変換するために必要十分なものが、「意識」なのだ。「意識」は、エピソード記憶をするためにこそ存在しているのだ。「私」は、エピソードを記憶することの必然性から、進化的に生じたのだ。

私にはあまりに自明に思える「意識」の存在理由が、これまで謎だと言われ続けてきたのは、心の捉え方が見誤られてきたからに他なるまい。

心の天動説に立ち、心の中心である「意識」が進化的に生じたと考えると不思議でたまらなかった。しかし、心の地動説に立ち、「意識」は無意識の結果をまとめた受動的体験をあたかも主体的な体験であるかのように錯覚するシステムだと考えれば、それが進化的に生じることはさほど急激な変化ではない。

進化によって設計変更しなければならなかった点は、もともとあったたくさんの小びとたちの結果をまとめる「意識」というちょっとしたシステムを作り、もともとあった記憶のための内部モデルをちょっと作り替えて、行動の順モデルの一種であるエピソード記憶ができるようにするだけなのだから。

（3）自分のコピーを作ると〈私〉はどうなる？

前野隆司二号の中の〈私〉とは何なのか？

〈私〉の話を棚上げしてからだいぶ経つが、久しぶりにこの話に戻ろう。思い出していただきたい。〈私〉とは、「私」（意識）の中の、自己意識のクオリアを感じる部分だった。「自分」をコピーできる機械で、前野隆司とうりふたつの複製を作ったとき、自己意識のクオリアである〈私〉はずっと連続して前野隆司一号のほうの自己意識であり続けるように思えるが、前野隆司二号の方にも別の〈私〉が生じるはずだ。これはどういうことなのか、という点が論点だった。

まず、受動的な「私」（意識）の中の「自己意識」の成り立ちについて考えてみよう。「私」は、エピソード記憶をするための必然性から、心の中に生まれた機能なのだった。ということは、当然、「私」の一部である「自己意識」も、エピソード記憶ができるようになってからできあがったものだと考えるべきだ。

エピソード記憶ができない認知症の動物は、「意識」を持っていないと考えても矛盾しないことを、先ほど述べた。「意識」がなければ、当然「自己意識」もない。そもそも、「意識」（「私」）とは、「無意識」（小びとたち）の行なっているたくさんの処理の一部を、「私」がやったこととして感じるための機能だ。その機能がなければ、その機能について振り返って意識する「自己意識」は存在のしようがない。

逆に、「私」がやったこととして感じる「意識」という機能を持つようになった動物には、おまけがついてくる。すなわち、そうしていること自体、つまり、「「私」がやったこととしていま感じているこの状態」についての意味記憶を持つようになれるのだ。あらゆる機能には意味があるので、機能が生じた以上、当然、それについての意味記憶ができるようになると考えるのが自然だ。これが、「自己意識」という概念についての意味記憶だ。意味記憶は内部モデルのような形で脳の中に記憶されているのだから、「自己意識」とは何か、を考えるときには、「自己意識」の意味記憶が「知」に読み出されて小びとたちによって思考され、その結果が「意識」に届けられるわけだ。

だから、「意識」が「自己意識」について考えられることは別に不思議ではない。自己言及的で不思議だ、とか、論理的に完結していないという哲学者がいるが、「意識」する部分と「自己意識」という意味を記憶する部分は別の場所なので、何も自己言及的ではない。

私が第1章（3）で問題にしたのは、「自己意識」という言葉の意味を読み出す機能ではなく、「自己意識」のクオリアを感じる主体である〈私〉だ。〈私〉とは、「私」の自己意識から、「自己意識」という概念の意味記憶を取り除いたクオリアの部分だ。

もともと、「意識」とは、小びとたちの連想ゲームの結果をクオリアとして感じるためのシステムであって、そこには「知」「情」「意」「記憶と学習」は含まれないのだった。ただ、私は思い出した、とか、こう考えた、こう決めた、こんな感情状態にある、といったことを感じるためのシステムだ。実はそこには個性はない。「無意識」の小びとたちがどんな結果を出して、そのうちのどれが選ばれて意識に運ばれるか、によって、その人の個性は決まる。「私」は、その結果を感じているだけのシステムだから、どの人の「私」もさほど変わらない。

〈私〉とは、その「私」の中から、自己意識の部分だけを取り出して、さらにその中から「自己意識についての意味記憶」も取り除いたものだというのだから、「私」にも増して個性がない。

では、その無個性なクオリアである〈私〉とは何なのだろうか？

〈私〉の正体は無個性なクオリアの錯覚

〈私〉とは、記憶とも「知」「情」「意」の多様さとも関係なく、ただ単に、ピュアに、「〈私〉というクオリアは〈私〉である」、という決まりが脳の中に定義された結果作り出されたクオリアに過ぎないと考えられる。なんだかあっけない帰結だが、そう考えるしかない。

主体的であるように思える「知情意」のクオリアが錯覚だったように、リアルに存在するように思える〈私〉のクオリアも、錯覚の決まりがあるから作り出されたに過ぎない。何も個性はない。人間の身体一つに、〈私〉は一つ。進化とともに「意識」というものができた以上、人間の身体一つに、一つの〈私〉というものの決まりが定義された。それだけの話なのだ。

つまり、〈私〉はなぜ、前野隆司に宿ったのだろう、なぜ、隣の住人の〈私〉ではなかったんだろう、という問いは、その問い自体が間違っていたのだ。

前野隆司の〈私〉も、隣の住人の〈私〉も、ほぼ同じ、脳に書き込まれた単純な錯覚の定義に従って生み出されたクオリアだ。一人の人間に、一つの〈私〉の定義があり、みんな同じように〈私〉という自己意識のクオリアを感じるように作られている、というだけの話なのだ。古今東西、何十億年という歳月と何十億人という世界の広がりの中で、あらゆる人の〈私〉は、すべて同じような、無個性な錯覚の定義の結果に過ぎないのだ。

だから、前野隆司のコピーを作ったとき、前野隆司一号の〈私〉は何も変わらずに続いていく。同様に、前野隆司二号のほうも、何も変わらずに〈私〉が続いているように感じる。

何しろ、二号のほうも、きのうまでの記憶は一号と全く同じだ。作られた瞬間には「知」「情」「意」の個性も全く一号と同じだ。そして、一人の人間に、一つの〈私〉。

だから、二号は、きのうまで前野隆司として生きてきた記憶を持ち、ある日、目覚めた場所がなぜか人間複製機の中だった、という経験をする。そして、あなたはコピーなのだ、と説明されてはじめて、なるほど、とうなずく。人間複製機で目を覚ましてからのエピソードは一号とは異なるので、その日から一号とは違った道を歩む。大人になってから分裂した一卵性双生児のようなものだ。「自分」が二つに分裂したときに、〈私〉も分裂した、というわけだ。

一卵性双生児は、最初に卵の細胞が二つに分裂したときに、何らかの理由でその一つの細胞が二つに離れた結果、二つの個体になったものだ。だから、一卵性双生児は、からだの構造も脳の構造もほとんど同じだが、体験が異なる。もちろん、母体内での経験も、発育する際の条件も、普通は似通っているだろうが、それでも全く同じではない。だから、一卵性双生児は、二人に分かれた瞬間から、それぞれの〈私〉を持ち、別々の経験をする。

これに対し、大人になってから二人になった前野隆司一号と二号は、コピーされる直前までは「自分」も「私」も〈私〉も「知」「情」「意」「記憶」もみな一緒だったが、二人になった瞬間から、それぞれの〈私〉を持ち、別々の経験をするというわけだ。大人になったところで分裂して双子になったというだけのことだ。

それから、第1章(3)で述べた、ある朝起きてみると、脳の中の〈私〉だけが他人の脳に移植されていた場合の例は、実はナンセンスだ。自分と他人の〈私〉はどちらも単に〈私〉は〈私〉だ、と感じるだけのシステムであって、何の個性も持たないから、「私」や「知」「情」「意」「記憶」が他人のものであれば、それは他人だ。ある朝起きてみると〈私〉だけが他人に、ということはありえない。

以上のように、子供のころ、〈私〉とは何だろうかと考えると眠れなかった、その〈私〉の正体とは、実は単純で無個性なクオリアの錯覚によって作り出された幻想に過ぎなかったのだ。

この長い人類の歴史の中で、何十億人という人間の中で、どうして〈私〉は、千年前に生まれた人の自己意識でも、今の隣の家の住人の自己意識でもなく、前野隆司の自己意識として「私」の中に宿ったのだろう、なぜ、ほかの時代と場所には出現しなかったんだろう、という疑問は、疑問にすること自体が誤りだったのだ。

(4) 個性や創造性は心のどこが担うのか?

人の個性は小びとが担う

自分の中心にある〈私〉は、誰の心の中にもある、無個性な錯覚が作り出した幻想に過ぎない。そんなことを言われたら、なんだかむなしい気がする。個性とか、自分らしさとか、創造性といった、人間にとって一番人間らしい、生き生きした部分が否定されたような気がする。

いいえ、ご安心ください。〈私〉が無個性だったとしても、やっぱり人間は個性的で、ユニークで、創造的だ。

では、心のどこに、これらの人間らしさが宿るのだろうか?

答えはもちろん、小びとたちに、だ。「知情意」「記憶と学習」を「私」の陰で担っているる小びとたちに、だ。

私たち人間が生まれたとき、脳の中には複雑なニューラルネットワークの原型が先天的に用意される。小びとたちのあかちゃんが人員配置されていると思えばいい。笑う小びとがここに何人、怒りやすい小びとはここに何人、数を数える小びとは何人、言葉を組み立てる小びとは何人、形を感じる小びとは何人、といった具合だ。

小びとたちの最初の人員配置（学習前のニューラルネットワークの初期構造）は遺伝による。DNAという設計図による。だから、性格や能力は大雑把にいって親に似るわけだ。

そして、ニューラルネットワークのつながり方や発火しやすさは、その後の学習によって後天的に変わっていく。つまり、小びとたちが何を体験するかによって、笑う小びとの声が大きくなっていくのか、怒る小びとのほうなのか、数を数える小びとなのか、言葉をつかさどる小びとなのか、が決まる。だから、育つ環境は人格形成のために重要だ。

小びとたちの体験とは、外界とのインタラクションと、脳内の記憶とのインタラクションの二つだ。あなたがどんな環境に身を置き、どんな体験をし、何を脳の内部に記憶し、どんな思考をするかによって、あなたの小びとたちは、よりあなたの小びとらしくなっていく。これがまさにあなたの個性となり、自分らしさになる。

面白いことを考える小びとが育っていれば、あなたはユニークで創造的な人になっているだろう。正直な小びとが育っていれば、あなたは誠実な人だろう。行動的な小びとが育っていれば、あなたは社交的な人だろう。負けず嫌いな小びとが育っていれば、あなたは前向きにがんばる人だろう。

それから、あなたの大切な思い出は、エピソード記憶として大脳の中に格納されている。親切な小びとたちは、必要なときに、その大切な宝物を思い出させてくれるだろう。

もちろん、あなたの考え方や生き方の基盤となる様々な意味記憶も大脳の中に格納されていて、小びとたちは望みの知識をいつでもあなたのところに運んできてくれるだろう。

だから、心配はいらない。あなたにとって「自分」の一部である小びとたちは、個性的でユニークだ。

あなたの意識である「私」は受動的で、そのクオリアである〈私〉は無個性だけれども、あなたの無意識の中にいる小びとたちは個性的なのだ。

「私」はかやの外

でも、あなたがあなただけのユニークな判断をしたり、行動をしたりするとき、それらを「私」がやったように感じるのは幻想だし、決断する自分のクオリアである〈私〉を感じるのも幻想だ。「私」はよりよい自分になるために努力しよう、とか、今日ははめをはずして楽しむぞ、とか、あなたらしいいろんなことをしようと主体的に意図する「私」という者はやっぱり脳の中にはいない。本当は、あなたの無意識のほうにいる小びとたちの多数決によって、努力しようとしたり、はめをはずそうとしたりするあなたの心は作られている。

なんだ、やっぱり、「私」や〈私〉はかやの外か、とあなたはもう一度むなしい気分になったかもしれない。しかし、「私」はむなしい気分になった、と今あなたの〈私〉に思わせているのは、あなたの心の無意識でせっせと働く、あなたにとって大切で個性的な小びとたちの仕業なのだといわざるを得ない。

あーあ、どうせ「私」は受動的で、みんな小びとたちがやっているんだ、と自暴自棄になるとき、本当は「私」がそう思っているのではなく、小びとたちがそう思った状態を作り出しているのだ。

だから、開き直ってこういいたい。あなたがむなしい気分になろうと自暴自棄になろうと、逆にハイテンションになろうとやる気満々になろうと、いずれにせよ、それらはあなたの大切な小びとたちがやっていることなのだ。「私」が主体的に何かをすることは所詮無理である一方、小びとたちがやったことは所詮「私」がやったことであるかのように感じるのだから、結局、あなたの志とか個性とかいった心の中身が変わるわけではない。

前向きにまとめさせてもらうと、あなたが何か失敗しようと、性格のいやな面をもっていようと、それらはどうせ小びとたちがやっていることなんだから、くよくよしなくてもいい（まあ、くよくよしているのも小びとたちなのだが）。逆に、どうせ〈私〉というクオリアは無個性、などとくよくよしなくても、あなたの一部である小びとたちは個性的である上、あなたのこれからのさまざまな経験によってあなたの小びとたちはもっともっと個性的になる可能性を秘めているのだから、大いに自信と希望をもっていい（まあ、自信と希望を持つのも小びとたちなのだが）。

（5）心の質感は何のために存在するのか？

クオリアについての三つの疑問

今度は、クオリアについて考えてみよう。

人の「意識」には生き生きとした質感、すなわち、クオリアがある。これがあるから、私たちは生きていると実感する。もしもクオリアがなかったら、私たちはロボット（あるいはゾンビ）のように無味乾燥な人生を送っていたのかもしれない。

そして、脳が生み出すクオリアのことはまだ何もわかっていないといわれている。しかし、これまでに書かれたクオリアについての説明をみると、三つの疑問が整理されないまま議論されているために、問題の核心に迫れないでいるように思える。三つの疑問とは、以下のものだ。

① なぜ、人の心にはクオリアが生じたのか
② クオリアはニューラルネットワークによってどのように表現されているのか

③「私」はどのようにしてクオリアを感じているのか

一つ目は、なぜ、私たちの心にクオリアが生じたのか、という根源的な謎だ。

これには創造主でないと答えられないと考える人もおられるかもしれないが、私は、誰が作ったにせよ、生物の機能には必ずそれが作り出された合理的な理由があると思う。何らかの意味で優れていた者だけが、長い進化の歴史の中で生き残ってきたからだ。

クオリアは何のためにある？

だから、なんのためにクオリアがあるのかを考えてみれば、おのずから答えはわかる。

まず、「意識」は小びとたちの自律分散的な処理をまとめ、個人的体験としてそのエピソードを記憶するためにあるのだった。ではその「意識」にクオリアがなかったら、そのときの人の「意識」はどんな感じだろうか。

たぶん、第1章(5)で述べた離人症のような感じだろう。離人症患者は、自分の喜怒哀楽に対して実感が持てない、自分の身体に対して実感が持てない、外界に対して実感が持てない、という三つの症状を訴えるといわれている。

逆にいえば、クオリアとは、個人的な体験に対し、これらの実感を付加し強調するものだといえる。確かに、私たちの思い出——エピソード記憶——を振り返ってみると、感情のクオリアや決断のクオリア、感覚のクオリアが強調されて記憶されているときに、鮮明な思い出として心に刻まれている。

今から十数年前、妻と初めて出会った日のサンフランシスコのクオリア、そこでの若かりし日の妻の振舞いのクオリア、そしてそのときの自分の感情のクオリア。私事で恐縮だが、これらが私にとって生涯忘れ得ない思い出として私の脳の中にエピソード記憶されているのは、強烈なクオリアにより強調されて記憶されているからに他ならない。

もし、クオリアがなかったら、私たちの時間は無味乾燥のまま淡々と流れ、めりはりがないまま膨大なエピソード記憶に流し込まれることになる。サンフランシスコの思い出も、退屈で何もしなかった日の思い出も、同じような重要さで、だ。そうだったとすると、どうやって思い出すのだろう。

私は、妻とめぐり合った瞬間のことは実によく覚えているが、その日の朝ひとりバークレーのアパートでどんなふうに朝食を食べたか、ということは思い出せない。もっと平凡で思い出せないできごとは、何千日分もあるだろう。これらのできごとが、みんな同じように記憶されていたら、脳のメモリがぱんぱんになってしまい、思い出しにくくてしようがない。クオリアとは、エピソード記憶のどこを強調するかを決め、索引をつけるためのものなのだ。

第2章(5)で問題にした、「情」はなぜあるのか、という問いへの答えも同様だ。感情・情動は、クオリアを強調するためにあるのだと考えれば合点がいく。

もし、人に感情・情動がなかったらどうだろう。私たちの人生は味気ないものになってしまうだろう。では、感情や情動によって、人生が豊かになったとしたら、それは生物としての人が生きて行くうえで、どんな利点があるだろうか。

豊かな経験は、未来に反映される。今日は楽しかった、実に悔しい思いをした、悲しかった、という体験は、エピソード記憶され、自分の未来の判断に反映されるから意味がある。

これは、言い換えれば、生き生きした体験が未来の自分の判断に反映されやすいように、そのエピソード記憶に鮮やかな色付けをし、強調していることに他ならない。生き生きした感情を伴う体験は、嬉しいにせよ悲しいにせよ、自分にとって大切な体験なのだから。

面白いことに、感情・情動は、それを見た他人のエピソード記憶を強調する役割も果たす。あの人は私と一緒にいて本当に嬉しそうだ、とか、私と思いっきり口論した、といったエピソード記憶として、あなたと接した人の記憶に刻まれる。

したがって、感情は、自他のクオリアを鮮やかにし、その結果としてエピソード記憶を強調しメリハリをつけるために存在するのだと考えられる。他に必要はない。

だから、エピソード記憶のできない生物は感情がないに違いない。それではそれらの生物の現在は味気ないではないか、とおっしゃる方もおられようが、経験を未来に生かすから意味があるのであって、現在が味気ないこと自体は別にかまわない、というか、別に困らない。後で述べるように、昆虫は感情や自己意識のクオリアを持たないと考えられるが、彼らは現在が味気ないなんて気づきもしない。生物の今の感覚としての感情がなかったとしても、さして困ることはないというわけだ。

（6）心の質感はどのように表現されるのか？

クオリアと言語の違い

二つ目の疑問は、クオリアの表現のしかたの問題だ。多様でつかみどころのない主観的体験であるクオリアが、脳のニューラルネットワークでどのように表現されているのか、という問題だ。また、人のクオリアは言葉と違って漠然としていて、コンピュータで表現できない形而上のモノであるように感じられる。果たして本当にそうだろうか、という問題だ。

クオリアとは、五感から入ってきた情報と、自己意識のように心の内部から湧き出てきた情報を、ありありと感じる質感のことだ。

私は絵や写真が好きだ。好きな絵や写真を見るとき、なんともいえない幸せな気分になる。これらの複雑で豊かなクオリアは脳の中でどう表現されていて、どうすればコンピュータで表現できるのか、想像もできない気がする。

私は家族と一緒に過ごす時間が好きだ。そんな、妻と子供たちと一緒にいるときの、至福の自己意識のクオリアをロボットが持つようになる日など、想像もできない。

エピソード記憶を鮮明にするためとはいえ、「意」や「情」が高まったときのクオリアはいかにも人間的で、直感的には、コンピュータやロボットなどにこんな高尚なものが持てるわけがない、という気がする。

そのように感じる理由は、コンピュータの原理とクオリアの特徴が相容れないもののように思えるからだ。

コンピュータが得意なのは、言語の処理だ。といっても、日本語や英語のような、人がしゃべる自然言語ではなく、アセンブリ、フォートラン、C言語などの、コンピュータにわからせるための言語だ。実は、人がしゃべる言語と、コンピュータが理解できる言語は、クオリアと対比してみるとかなり似ている。

図⑯に描いたのが、人間がしゃべる言語（日本語）だ。言葉というのは、単語を順番に並べ、時間の経過とともに論理を展開するものだ。そのきまりが文法だ。ある時刻の近傍ではひとつの事しか言わない。つまり、言語とは、時間軸上に伸びた紐のような構造体だ。だから、聖徳太子以外の人は、二人以上の人が同時に話しかけてきたら混乱する。

これに対し、クオリアを時間で輪切りにした断面は、図⑰の絵のような感じだ。つまり、クオリアの断面をある瞬間について取り出してみると、脳の「私」の前に広がった

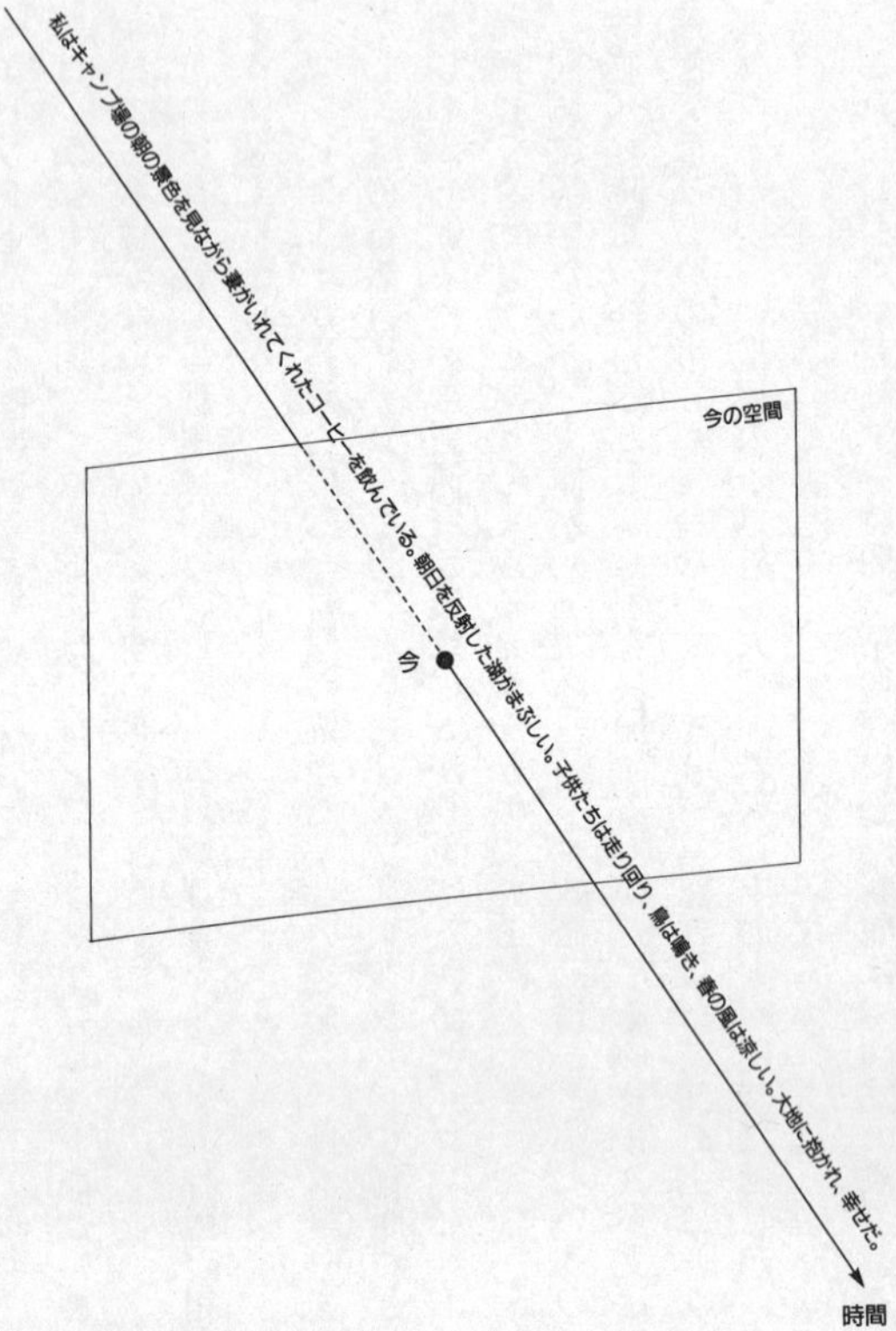
私はキャンプ場の朝の景色を見ながら妻がいれてくれたコーヒーを飲んでいる。朝日を反射した湖がまぶしい。子供たちは走り回り、鳥は鳴き、春の風は涼しい。大地に抱かれ、幸せだ。
今の空間
今
時間

図⑯　言語（文章）は時間軸上に表現された一次元の論理構造。空間的には点。

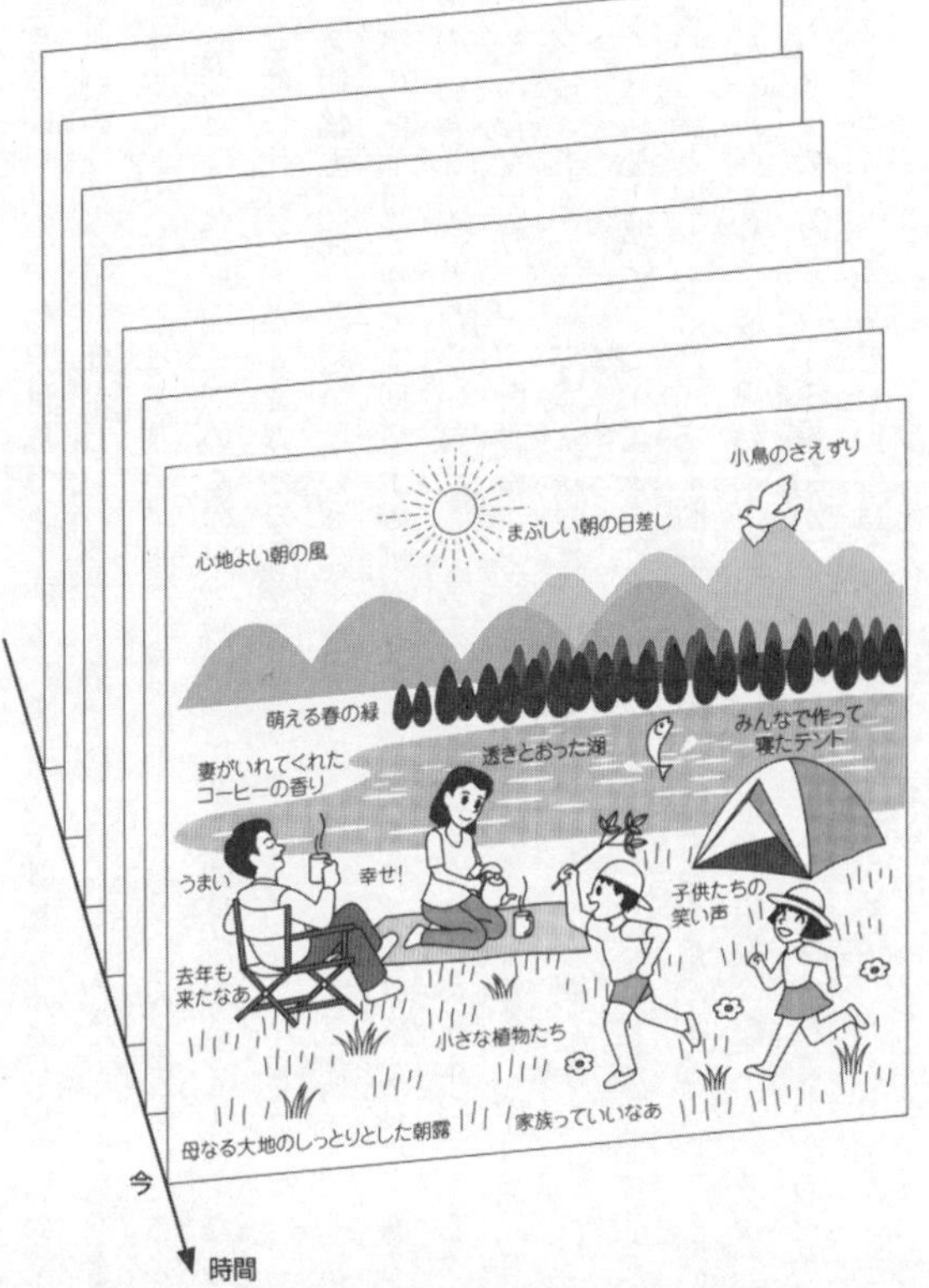

図⑰　クオリアは、今というある瞬間に同時に感じる多次元空間パターン。それが時間とともに刻一刻と変化していく。

鮮やかな空間であることがわかる。しかも、そこには、縦横高さからなる実際の三次元物理空間以上のものが付加されている。視聴覚や触覚で認識した外界の情報に、風が気持ちいいなあ、子供はかわいいなあ、幸せだなあ、といった、心から湧き出てきた情報もオーグメンテッドリアリティーのように加えられている。そして、この多元的な断面が時間とともに展開していくのが、時空間に多元的に広がるクオリアなのだ。

言語に比べて、なんて豊かなんだろう。

時間軸上に伸びた言語という紐をある時刻のところで切ると、点。それに対し、クオリアの断面は三次元空間以上の広がりを持った空間。言い換えれば、ある瞬間に一ビットの情報しか持ち得ない言語と、多次元空間に広がったパターンであるクオリア。

こんなクオリアを、既存のコンピュータ言語が表現できないのは当たり前だ。既存のコンピュータの言語は、言語と呼ばれていることから明らかなように、「一足す一は二」や「もしAならばBである」のように人間がしゃべる自然言語で表せる。原理的に自然言語と同じなのだ。ある瞬間についてみてみると点なのだ。

だからクオリアは不思議だ、というのが現段階の定説になっているが、とんでもない。これまでのコンピュータ言語が、人間の言語をまねて作られていたのだから、コンピュータがクオリアを表せないのは、不思議なのではなくて、当たり前だ。

ばよい。

「コンピュータクオリア」の開発

人間の「自然クオリア」を表現するためには、「コンピュータクオリア」を開発すればよい。

そのためには、従来型のコンピュータよりもパターン情報処理が得意なニューラルネットワークを、うまく使えばいい。

第5章で説明するように、脳のニューラルネットワークとは、パターン情報処理を行なう計算機だ。脳のニューラルネットワークでは、そこに入り込む情報も、そこから出てくる情報も、空間的な広がりを持ったパターン情報だと考えられる。だから、クオリアというパターンを表現することができる。

一方、これまでの人工ニューラルネットワークでは、途中（中間層）のニューロンはパターン情報を表すものの、入ってくる情報と出て行く情報は、言語のように外から見たときに意味を持つ記号になっていた。なぜそんなに中途半端だったのかというと、入出力がパターン情報だったら、人の手に負えなかったからだ。人間は、パターンをそのまま言語のように表現する方法を知らなかったから、急場しのぎのやり方で脳の情報処理を真似ていたのだ。しかしこれではあまりに中途半端だ。そうではなく、入力層と出力層も多次元パターンにすれば、人工ニューラルネットワークはもっと生物のニューラルネットワークに似るはずだ。

つまり、空間的に分布して時間発展するコンピュータクオリア、というパターンの定義を作れば、コンピュータ上にもクオリアを表現することができるようになると考えられる。

もちろん、人が定義したコンピュータクオリアは、人の自然クオリアとは文法が違うかもしれない。表現法も違うかもしれない。また、コンピュータクオリアは、ニューラルネットワークを使うのではなく、普通のコンピュータでパターンをうまくベクトル表現することによって実現されるのかもしれない。しかし、それらの違いは、C言語と日本語の違いぐらいのものであり、本質的な性質は同じにできる。

話を戻すと、クオリアの表現方法が不思議なのではない。クオリアは言語と違って空間的に分布したパターンを持つから、まだ言語のように普遍化されていないというだけであって、表現のしかたそのものが謎なのではない。

もちろん、人のクオリアの表現方法の詳細な解明は簡単ではない。人の自然言語の解明が、コンピュータ言語の理解よりもはるかに難しいのと同じだ。そして、自然言語が一〇〇パーセント解明されていなくてもコンピュータ言語が作れたのと全く同じように、人の自然クオリアが一〇〇パーセント解明されていなくても、その基本構造さえ明らかにできれば、コンピュータクオリアを作るのはさほど難しいことではないのだ。

（7）心の質感はどのように感じられるのか？

指先の触感は錯覚としか考えようがない

残された三つ目の謎が、表示のしかたの問題だ。つまり、「私」（意識）は、〈私〉や五感のクオリアを、劇場で観劇するように体験することができる（これをデカルト劇場という）。この、クオリアという質感を感じるメカニズム自体がどうなっているのか不明であり、不思議ではないか、という問いだ。

言い換えれば、コンピュータクオリアというものを作り出して、コンピュータ上に表現することはできたとしても、それを観劇するコンピュータの「私」（意識）はどうすれば作れるのか、という問いだ。

しかし、それはクオリア固有の問題ではない。言語だって同じだ。文章を読んで、これを理解した感じを「私」が意識する仕組みは、やはりわからないではないか。感じた瞬間に、言語ではなく、クオリアになるといういいかたもできるのかもしれないが、私がいいたいことは、空間的に広がっているパターン情報を「私」が観劇できることが不

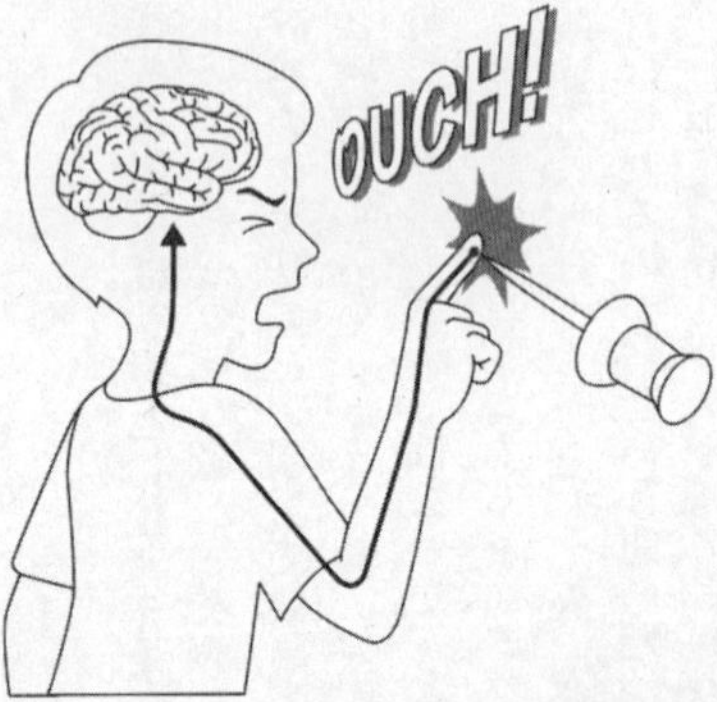

図⑱　「痛い！」というクオリアは、脳ではなく指先で感じる。指先には触覚受容器しか存在しないのに……。これは、「私」がそのように錯覚するように作られているから、と考えるしか説明のしようがない。

思議なのではなく、空間的に点の情報だって、「私」が観劇できることは同じように不思議だ、ということだ。だから、三つ目の問いは、クオリアが不思議だといっているのではなくて、「私」（意識）という観測者がいること自体が不思議だ、といっているに過ぎない。

百歩譲って、クオリアを「私」が感じることが不思議だという人のために、〈私〉や視覚よりも単純そうな触感覚について考えてみよう。第2章(3)でもふれた例だ。指先で物体に触れたときに、私たちは、「つるつるだ」「ざらざらだ」あるいは、「熱い」「冷たい」というような質感を感じることができる(図⑱参照)。ここで不思議なのは、質感は大脳内の感覚野や連合野で知覚されているにもかかわらず、材質感のクオリアは指先で感じる、という点だ。指先には単に何種類かの触覚受容器がたくさん埋め込まれていて、それぞれが刺激に応じて発火しているに過ぎない。あたりまえだが、ここには脳はない。それにもかかわらず、「意識」下では、「つるつる」「ざらざら」「熱い」「冷たい」「痛い」「くすぐったい」をあたかも指先で知覚しているかのように実感する。指先が熱い、というクオリアは脳ではなく指先で感じる。これは不思議だ。なにしろ、脳のないところでクオリアを感じているのだ。どういうことだろうか。

こう考えるしかない。大脳内に、「感覚野で知覚した指先の触感のクオリアは指先で感じるものとする」という錯覚の決まりが書かれているために、人はあたかも指先に触感があるかのような幻想に浸っているのだと。

私たちが指先で生き生きと触感を感じているとき、そこには受容器と呼ばれるセンサが存在するだけであり、指先に脳はない。指先に脳の感覚野が存在しないことを信じられない、という人はいないだろう。ということは、指先でクオリアを感じるという事実は、錯覚と考える以外に考えようがないのだ。

生き生きとしたクオリアはみな錯覚

視覚のクオリアも、生き生きした〈私〉のクオリアも、クオリアを観劇する仕組みは触感の場合と同じだと考えるのが自然だろう。触感覚のクオリアも、視覚のクオリアも、自己意識のクオリアも、所詮は同じようなものだと考えられる。そうだとすると、私たちの「意識」は、生き生きしたクオリアがここにあるかのように錯覚するように作られているに過ぎない、と考えざるを得ない。

大脳内に、「生き生きした感覚情報のクオリアも、〈私〉という自己意識のクオリアも、「意識」で感じるものとする」という錯覚の決まりが定義されているために、人は、意識下に感覚や自己意識の質感があるかのような幻想に浸っているに過ぎない。そう考えられるのだ。

脳の一部で生き生きと〈私〉を感じているのにそこには脳の神経発火しか存在しないことを信じられない人もいるかもしれないが、問題の構造はさっきの触感覚の例と同じだから、さっきの例を承服できるならば、今度の例も承服できるはずなのだ。

人は、定義されているために必然的に触感覚や自己意識を感じているに過ぎないのに、あたかも物理現象を超えた形而上のクオリア感受特性を持っているかのように錯覚しているだけの自動機械なのだ。

人の触感覚や自己意識が、錯覚であるにしろ、どのように定義されたなら一人称的なクオリアを感じる意識体験になるのか、というアルゴリズム上の疑問は残されている。チャーマーズ（『意識する心　脳と精神の根本理論を求めて』・白揚社）や茂木（『脳とクオリア』）や、多くの学者は、これを「難しい問題」と呼ぶ。しかし、それは、コンピュータがC言語を解釈するやり方はわかるが、人間が自然言語を解釈するやり方はわからないから難しい、といっているのと大差ない。もちろん、デザイン上の未解決問題ではあるけれども、もはや、最大かつ手の届かない謎だというほどのものとは言いがたいということだ。

深遠に思える〈私〉というクオリアの問題は、「クオリアは錯覚である」と考える以外に答えはない。私たちがふつうあまり気にも留めない、「触感覚をなぜ指先で感じるか」というたわいのない問いと同じように。

第4章　心の過去と未来——昆虫からロボットまで

(1) 動物は心を持つか?

心を持つのは人間だけ?

この章では、なぜ心はできたのか、心を持つのは人間だけなのか、ロボットも心を持てるのか、持てるとすると未来のロボットはどうなるのか、といった、心の過去と未来について考えてみよう。

さて、心を持つ生物は人間だけなのだろうか。そうでないとすると、長い進化の歴史の中で、どの動物が最初に心を持つようになったのだろう。

第1章で述べたように、「心」は、「知」「情」「意」「記憶と学習」「意識」の五つから成るといわれる(『脳・心・コンピュータ』)。また、図③に示したように、大雑把にいって、「知」と「意」は大脳新皮質がつかさどる作用だといわれている。「情」は大脳辺縁系がつかさどっている。

そして、魚類に始まる脊椎動物は、みな、脊髄、小脳、大脳といった同様な中枢神経系を持ち、魚類さえも、小さいながらも大脳新皮質に対応する部位を持つことが知られている。

ということは、大脳新皮質に対応する部位まで持つ動物、すなわち、すべての脊椎動物（魚類も、両生類も、爬虫類も、鳥類も、哺乳類も！）は、「知」「情」「意」「記憶と学習」を少なからず行なっていると思われる。もちろん、人の知性や感情に比べると、魚類の知性や感情は単純だが、少なくとも昆虫よりも複雑な行動を行なっているようだ。

では、「意識」はどうだろうか。

第３章（２）の話が正しいなら、「意識」はエピソード記憶を行なうために生じたと考えられる。エピソード記憶をしない動物には、「意識」は必要ないからだ。

では、エピソード記憶を行なう動物はなんだろうか。

鳥類も、いつ何が起こったかを記憶しているという研究結果がある。したがって、今わかっている範囲では、鳥類と哺乳類あたりが意識を持っているといえそうだ。

幼児はエピソード記憶を長く保てない、という研究結果もある。ただし、意識は持っているようだ。意識の有無は０か１かではなく、乳児から幼児への成長過程で次第に明確化していくのだろう。エピソード記憶をするために意識が生じたという仮説は、意識があればエピソード記憶ができるはずだ、という論理とは違うので、ご注意いただきたい。

そんなわけで、私は、鳥類や哺乳類は心を持っていると思う。

そうでないと考える人も多いだろう。人と同等な心の作用を持っていなければ心とはみなせないのではないか、という立場だ。意識の片鱗を持っているに過ぎない動物をつかまえて、心を持つ動物と呼ぶのはちょっと拡大解釈しすぎではないか、というわけだ。

霊長類は心を持たない？

そんな人は、霊長類は自己意識を持つか？　というあたりを問題にする。つまり、チンパンジーやオランウータンが自己意識のクオリアである〈私〉を持っていたなら、彼らも心を持っていると認めよう、というスタンスだ。

ギャラップは、霊長類に鏡を見せたときに彼らが鏡の中の猿に対して起こす行動が、他者を威嚇するような行動なのか、自分を見るような行動なのかによって、自己意識の有無を調べた（『心を生み出す脳のシステム』茂木健一郎・ＮＨＫブックス）。その結果、オランウータンやチンパンジーは、はじめは鏡の中の猿に対して威嚇行動を示すが、彼らの行動は、二、三日後には、口の中を覗いたり、毛づくろいをしたりといった、自分を見る行動へと変化したという。しかし、遺伝的に次に人に近いゴリラでは、いくら調べてみてもそのような行動にはならなかったという。この結果から、オランウータンとチンパンジーの自己意識はゴリラよりも人のそれに近い、という人もいる。

ちなみに、最近では、ゾウやイルカなど、霊長類以外の動物も鏡のテストにパスすることが知られている。

しかし、このテストは、〈私〉の有無を調べるテストではない。「私」が認識する自己についての意味記憶（内部モデル）がどれくらい高度で精巧にできているかを、ある一面的な指標を使って調べているに過ぎない。だから、たとえ鏡の中の自分が自分であることに気付けないとしても、それは、自己意識を持っていないことの証拠にはならない。

結局、心の定義を広めに解釈すれば、脊椎動物は心の五つの要素の原型を持っているから、皆心を持つ、といえそうだ。一方、心の定義を狭く解釈すると、人と他の霊長類の知的情報処理には大きな差があるから、人以外は心を持たない、ともいえそうだ。

しかし、そもそも、どの動物が心を持つか、と聞くこと自体がおかしいのではないだろうか。私がこれまで述べてきたように、「知」「情」「意」や「意識」が受動的なものだとすると、私たちが心だと思っているものは、昆虫の反射行動と大差ないのではないだろうか。そのことについて、次節で述べよう。

（2）昆虫の気持ちになってみると⁉

羽アリは痛いと感じるか？

昔のエピソード記憶は思いのほか鮮明だ。私がまだ小学校五年生くらいだったある暑い夏の夕方。当時、家にはエアコンがなかった。私は机に向かって汗だくになりながら宿題をしていた。そのとき、古い網戸の隙間から入ってきた羽アリを殺したことを、私は今もありありと思い出す。ノートの隣を歩く羽アリのうちの一匹を、「えーい、勉強の邪魔をするやつめ」とつぶしてしまった後に、隣を歩く羽アリを見ながら、罪悪感にさいなまれたものだ。当時、私は生き物を殺すことが、潔癖なほどに嫌いだった。ゴキブリも、アリも、羽アリも。

つぶしてしまった羽アリが、漢字を殴り書きした私のノートの上に押し花のようになって動かずにいて、その隣を別の羽アリがとことこと歩いているのを見ながら、僕はなんてひどいことをしてしまったんだろう、と涙した。〈私〉が羽アリだったら、と想像すると、なんともいたたまれなかった。当時の自分のそんなクオリアを、私は今もありありと思い出す。いつまでも続くセミたちの鳴き声が、私への抗議のように聞こえた夏の日だった。

今は感じ方が少し違う。それから三十年も経った私の心にも子供のころの体験が影響しているためか、生き物を殺傷することは今も嫌いなのだが、少しは罪悪感が薄れて救われた気がしている。それは、今の私は、羽アリは痛いとか悲しいとかいうクオリアを感じないらしい、と考えているからだ。

第5章で述べるように、人間の脳には神経細胞が一千億個もありいろいろな情報処理が行なわれている。これに対し、昆虫の脳細胞の数は、なんと、たったの数万個だ。人間の数百万分の一しかない。そして、昆虫の脳は、人が知情意の情報処理を行なう大脳のような複雑な構造を持たない。だからエピソード記憶もできない。もちろん、簡単な記憶はする。しかし、経験をエピソードとして記憶し、これを、新しい環境に遭遇したときの思考や推測のために使う、といったような高度な処理はできない。知情意もエピソード記憶もできないとすると、当然、意識が存在する必要もない。必要のないものはないに違いない。つまり、昆虫は、反射によるフィードバック制御主体の生き方をしているのだ（フィードバック制御とは、センサで得た情報を脳に戻してきて使う制御。詳しくは第5章参照）。

それにしては複雑なことができるものだ、という感じもする。カブトムシの雄どうしが戦っているとき、どちらも怒って闘志をわきたたせているように見える。しかし、それは、それなりに複雑に入り組んだフィードバック制御系が脳の神経回路に組み込まれているから、そう見えているだけだ。動くものがぶつかってきたら角で押す、裏返しになったらばたばたする、といった様々な反射のルールが複雑に再現されているから、人は擬人化して見てしまうだけだ。

昆虫の気持ちの味わい方

一九八〇年代に、MITのブルックスは、昆虫のような六足歩行ロボットに、反射行動を巧みに組み合わせたフィードバック制御系を組み込むことによって、障害物をよけたり、目的地に向かったり、生物的な振舞いを見せるロボットの考え方を提案した（一九八六年の論文）。この方法をサブサンプションアーキテクチャーといい、当時は新しいやり方だともてはやされた。しかし、最近はあまり人気がない。昆虫のような反射だけで生きる生物を作り出すことはできるものの、高度な意思決定や感情の生成など、人間のような高度な振舞いを実現することはできないと考えられているためだ。

そうか、昆虫には心はなく、反射だけで生きているのか、と、現象としては事実がわかっても、私たち人間には、昆虫の気持ち（実際には気持ちはないので、立場というか、感じというか）がどんなものなのか、知る由もないように思える。しかし、そんなことはない。人間だって、反射による運動や行動を行なっている。それらを思い起こしてみれば、昆虫の立場（感じ）はだいたいわかる。

たとえば、熱いものを触ったとき、私たちは反射的に手を離す。このとき、熱い、とか、驚いた、といったクオリアは意識されるものの、意識は手を動かす判断には介在しない。手を離すのは、触覚受容器からの情報が脊髄までフィードバックされて、脊髄が行なう制御（脊髄反射）だ。

また、私たちが重さも滑りやすさもわからないコップを持ち上げるとき、私たちは実に適切な大きさの把持力をコップに加えることができる。把持力が大きすぎるとコップをつぶしてしまうし、小さすぎるとすべり落としてしまうが、そうはならず、最小限必要な力よりもわずかに大きい力でコップを持つことができる。

これは、指とコップの接触面での局所的なスリップを触覚受容器で検出して、これを使って下位中枢によるフィードバック制御を行なうからだ。このとき、局所スリップがどうなっているか、それをどう使ってフィードバック制御しているか、というようなことは意識しようとしてもできない。

この自動的な制御は、脳幹や小脳あたりで行なわれると考えられている。熱いものを触ったときの反射よりもすこし複雑だが、意識が把持力制御の判断に介在しないという点で、脊髄反射と同様に昆虫的（反射的）だ。

立つ、という姿勢制御を考えてみてもいい。私たちは、立っているとき、足のどの筋肉にどれくらい力を入れよう、というようなことは考えない。脳幹や脊髄といった下位中枢がつかさどるフィードバック制御により、「私」以外の小びとたちが最初から最後まで自分たちだけで仕事をこなしている。

つまり、昆虫の気持ち（感じ）とは、ただ立っているときやものを把持しているときのような感じだ。そのような無意識の反射行動しかできなくなった自分を想像してみていただきたい。何も考えなくても、何も意識しなくても、夢遊病のように、何らかの運動や行動が達成されている。そして、それが昆虫の行動のすべてだ。昆虫の運動・行動のすべては基本的にフィードバック制御により行なわれていて、何かを考えたり、何かを意識したりする「私」は存在する必要がない。昆虫は決して心を持ってはいない。

昆虫と人の違いは？

では、昆虫と人はどう違うのだろうか。

進化というのは、真っ白な設計図にゼロから新しい生物のデザインをするような、華麗で創造的なものではない。むしろ、突貫工事のようなものだ。

哺乳類の骨を見比べてみるとよくわかる。ネズミもトリも人も、骨一個一個の形は様々だが、骨と骨のトポロジー（つながり方の関係）はよく似ている。鳥の羽は飛ぶためにゼロから設計したものではなく、その先祖である飛ばない動物の前肢を設計変更して作ったものだ。人の手は道具を器用に操るためにゼロから設計したものではなく、その先祖であるものを持たない動物の前肢を設計変更して作ったものだ。

つまり、生物のデザインとは、船を金づちでトントンたたいて無理やり形を変え、自動車を作ったり飛行機を作ったりするような場当たり的で強引な作り方なのだ。

身体だけでなく、脳の神経系も同様と考えるべきだろう。もともと下等な生物が持っていたニューラルネットワークを、トントンたたく（というか、追加のたこ足配線をしまくる）ことによって、新しい情報処理ができるように設計変更しているのだ。

このように考えると、受動的な「意識」という考え方は、実は、下等な生物のやり方と似ていて、理にかなっている。

能動的な「意識」が存在すると考えようとすると、「意識」を持たない動物から「意識」を持つ動物への進化は、あまりに不連続に思える。昆虫の神経系は単純だ。フィードバック結合が巧みに組み合わせられたものと考えれば、昆虫の行動は説明できる。これに対し、人の「意識」は複雑だ。世界の中心にいて、その他の部分、小びとたちの営みをすべて把握し理解していなければならない。もしそうだとしたら、そんな、どうやって作ったらいいか見当もつかないような神経回路を、どうやって設計できるだろうか。

これに対し、私が述べてきた「無意識」の小びとたちとは、実は、昆虫の反射行動と同じように、何かが起こったらわき目も振らずに自分の仕事だけを行なう存在だ。小びとたちがたくさんネットワーク状につながっていて、延々と連想ゲームをしているということは、言い換えれば、複雑なフィードバック結合が巧みに組み合わせられているということに他ならない。知情意の小びとはみんな受動的で、小びとたちのうち、声の大きい者が勝つ多数決が行なわれている、という考え方は、ブルックスのいう昆虫的な行動生成法の拡張といっていい。もちろん、脳のニューラルネットワークの規模は違うものの、単に、昆虫の脳の中の小びとの数百万倍の数の小びとが、人の脳の中にいるだけだと考えればいい。

違う点は、小びとたちの仕事のしかたではなく、川の下流に「私」がいるということだ。ただし、その「私」は、小びとたちがやったことを受動的に見ているに過ぎない。すべてを理解してバインドしている「私」とは違って、ささやかなシステムだ。「私」は、無意識の小びとたちが行なっている膨大かつ並列な連想ゲームを、非常に単純化されたうその直列演算（脳の他の部位のモデル）で近似することに過ぎない。つまり、「私」は、エピソード記憶の準備段階としての、脳の他の部分のモデルに過ぎないのだ。「私」が他のもののモデルである以上、これはもはや特別な形而上のシステムではない。「私」が発生する前から、運動や行動の内部モデルは脳の中に存在していたのだから、それらの拡張に過ぎまい。

つまり、自動的な「私」は、前肢が羽になり手になったように、既存の神経系の構造を少し設計変更することによって作り出されたということだ。進化の理にかなっている。

(3) 夢・催眠・超常現象・神秘体験の意味

人は何のために夢を見るのか?

アメリカの脳外科医であるペンフィールドは、一九三三年に、てんかん患者の側頭葉を電気刺激すると、あたかも、ものすごくリアルな夢を見ているかのように、過去の体験が鮮やかに再現されることを明らかにした(『脳と心の正体』ペンフィールド・教養選書〈法政大学出版局〉)。たとえばある母親は、電極で脳を刺激した瞬間に、自分は台所にいて、庭で遊んでいる小さな子供の声に耳を澄ましている自分に気づいたという。彼女には、リアルな光景のみならず、走りすぎる自動車の音など、息子に危害を加えるかもしれない近所の物音が鮮明に聞こえたそうだ。夢のように、ではなく、実体験のように。しかも、脳の同じ場所を電気刺激すると、クオリアに満ちた彼女の個人的体験は、何度でも同じように再現されたという。

なんと、私たちが現実だと思っている今のリアルな体験を、実は脳で作り出せるということだ。

これはもちろん、脳の中に、エピソード記憶に基づく体験の順モデルが極めて精密に構築されているからに他ならない。私たちが何かを体験したとき、それは間違いなく現実に起こっていることだと思う（錯覚する）。しかし、脳は、現実と全く違わないバーチャルな世界を実は作り出すことができるのだ。映画「マトリックス」のバーチャルワールドのように。

もっといえば、生命現象にとって、自分と外界、内と外、という分け方が無意味だったのと同様、現実と幻想、という分け方にも意味がないということだ。

このような立場で考えると、夢が何のためのものなのかも想像できる。夢は昼間起きていたときの体験を脳に記憶として定着させるためのものだ、といわれるが、確かにそう考えるとつじつまが合う。私たちは昼間に自分が行なっていると「意識」したことをエピソード記憶するわけだが、昼間に経験したことは膨大で、よく覚えておきたいことも、忘れてしまってもかまわないことも、たくさんある。やみくもにとりだめしたDVDのようなものだ。膨大な記憶は編集したほうがいい。つまり、エピソード記憶をもとに作り上げられた順モデルを実際に脳の中で使ってみて、どれを保存しどれを消去するか決めたり、チャプターマークを入れたり、プレイリストを作ったり、いろいろと編集しておくと、後で便利だ。そして、編集作業こそが、夢という脳内シミュレーションなのだと考えれば納得がいく。

いやいや、夢はめちゃくちゃで、自分の昼間の体験とは全く異なるではないか、とおっしゃる方もおられるかもしれない。たしかに、夢のストーリーははちゃめちゃなことも多い。しかし、夢として編集されたできごとの断片を取り出してみると、部分部分はさほど非常識ではない。やはり、夢は、できごとの断片をいろいろとつなぎ合わせてみてテストする編集作業だと考えられる。

子どもがたくさん寝るのは、昼の間に学んだたくさんの新しいことを編集し定着させるために必要だからに違いない。私は最近、一日の睡眠時間がめっきり減ってきた。昔は八時間寝ないとダメだったのに、今は五時間で平気だ。頭が硬直化してきて、昼間に刺激的な新しいことを学ばなくなったから、定着のための睡眠時間があまり要らなくなったのかもしれない。そう思うと、少しさびしい。若い人に負けずにいろいろと新しい経験をしなければ。

また、夢は一瞬のうちに見るといわれる。これも、別に不思議ではなく、夢を見るときは、現実の時間よりも、脳内時間の進行が早めに設定されている、と考えればよい。脳内シミュレーションは、別に、現実世界のゆっくりしたスピードで再生しなければ編集できないというものではないだろう。倍速ダビングのようなものだ。

脳が作り出す超常現象

催眠術というのも、どんなメカニズムなのか想像できる。心の働きである「知」「情」「意」「記憶と学習」「意識」のうち、「意識」のみを眠らせ、他の四つは働かせた状態と考えればよい。なぜ脳にそのようなモードがあるのか、と思われるかもしれないが、思い出せない夢と同じことだ。人は寝ている間に膨大な夢を見ているが、その大半は思い出せないといわれる。夢はそもそも順モデルの編集作業であって、思い出すためのものではないから、「意識」が欠落していても問題ない。というか、欠落しているほうが都合がいい。催眠術師は、思い出せない夢を見ているような状態をうまく作り出すのだと考えれば、催眠という現象が存在する理由にも納得がいく。

離脱体験というのもある。生死をさまよった人が言う。自分の魂が体から抜け出して、ベッドに横たわる自分の姿や病院の周りの景色を上空から見た、と。彼らは、夢などではなかった、間違いなくリアルな体験だった、と訴える。しかし、見えたものと実際にあったものがちゃんと一致しているかどうかを詳しく調べた結果、実際に精神が離脱していたとは立証しがたいと立花隆（『臨死体験』・文藝春秋）は述べている。むしろ、生死をさまよう際に、脳への血流不足や脳内物質の異常によって脳機能が変調し、離脱体験の夢をリアルに感じる状態が脳によって作り出されていたと考えたほうが妥当だろう。

あらゆる超常体験も、脳機能の変調や錯覚と考えればすべて説明できる。よく、霊に会ったり、霊の声を聴いたりする霊能力者という人がいるが、彼らの体験は、脳が作り出した幻覚、幻聴に違いない。たぶん、霊能力者は、何らかのきっかけで自分の脳を変調させる方法を身につけたか、生まれつき変調しやすい性質を持っていた人なのではないかと推察できる。

宗教体験も同様だ。キリスト教にも仏教にも断食という行がある。面白いことに、どちらの場合も、三十日間くらい断食して瞑想していると、神秘体験をするという。ある牧師に聞いた話によると、キリスト教では、キリストの姿を見たとか、神の愛に包まれた至福の時間だったとか、それはもう幸せな体験をするらしい。また、仏教では、自分と宇宙が一体化し、すべてを論理としてではなく全体として理解する、瞑想の境地を体験するらしい。

信じる宗教のバックグラウンドに応じて、究極の体験も異なる点が面白い。しかも、どちらも三十日の断食後に感じる、という点が怪しい。

これらは、こう考えれば説明がつく。断食するほど信心深い人は、それまでにその宗教について深く学んでいて、最終的な至高の状態についても、頭では知っている状態だろう。つまり、脳の中に究極体験の内部モデルはだいたいできあがっている。また、三十日もその宗教のことばかり考えているのだから、内部モデルはどんどん完成版に近づいていく。

動物の身体が栄養不足に陥ったとき、最も大事な臓器である脳への血液輸送が最優先されるという。しかし、三十日も何も食べなければ、脳への血流が不足し、脳内物質の状態もおかしくなり、脳機能が変調するのは当然だろう。三十日間の栄養不足、というのは、きっと人のどこかの器官の限界なのだろう。こんなとき、脳梗塞のときと同じように脳は末端から調子が悪くなる。すると、外界への運動指令と外界からの感覚入力が遮断され、実体験は、内部モデルを使ったリアルな夢のシミュレーションに切り替えられる。それは、修行者が夢見た神秘体験であるに違いない。

神や神秘体験や霊魂は、すべて脳が作り出したものとして説明できるのだ。これらが脳の外には存在しないと考えても、何ら矛盾はない。

(4) 東洋的な世界観と受動的な「私」

「私」は生かされている

宗教の話になったついでに、受動的な「私」という考え方と東洋的な世界観が似ていることについて述べよう。別に私はあえて似せようと思って考えたわけではないが、期せずして似ているところに、未来世界への鍵があるのかもしれない。

現代の若い日本人にとってはショッキングかもしれないが、そもそも東洋では、人間はきわめて受動的だった。現代社会では西洋的（アメリカ的?）な世界観が広まっているので、独立し、自分の考えを持って主体的に生きる能動的な人間が正しいように思えるかもしれないが、ほんの百年前、いや、一、二世代前の日本人はそうではなかった。他人の気持ちをうかがい、目立つことはせず、社会と一体化して自分の役割を静かに果たすことが美徳だった。よくいえば、美しい共生社会、悪くいえば主体性の足りない人たちの社会だ。

我を張らず助け合う優しい社会がいいのか、自立した個人の社会がいいのか、という議論に早急には結論を出せないだろう。どちらにも良い面と悪い面がある。ただ、後者の考え方が日本で増え続けているのは事実だ。少なくとも、巨大なパワーを持つアメリカと同じ土俵で勝負するためにはそうせざるを得ない。一方で日本のアメリカ化に強い危機感を持つ層がいるのも事実だ。この本はこの点を論じるものではないので、この問題への私見は述べない。ここでは、心の天動説と地動説が、ちょうどアメリカ的・西洋的な世界観と日本的・東洋的な世界観に対応しているようにも見える、ということを述べたい。アメリカ・西洋・キリスト教をごっちゃにし、日本・東洋・仏教をごっちゃにする議論は乱暴だというご批判もあろう。ごもっとも。あくまで「私」の全体像を多面的にイメージするための一つの比喩だととらえていただければと思う。

従来の心についての考え方、つまり、能動的な「私」を仮定する心の天動説は、キリスト教や西洋的世界観にあい通じるものがある。「私」は人格を持ち、世界から独立し、自分の力で小びとたちをコントロールする。唯一絶対神が神に似せて作った人間の「私」は主体的で唯一絶対だ。キリスト教徒であるか、ないかの境には歴然とした境界があるように、自分と外界とは別のものだ。

一方、受動的な「私」を仮定する心の地動説は、仏教的または東洋的な世界観に通じるものがある。東洋的世界観では、「私」たちは生きているのではなく生かされているのだ、と考える。世の中は諸行無常であり、流れに逆らおうとしてもしようがない。欲を絶ち、煩悩を絶ち、心を無にすれば、世界と自分がつながって、無の絶対性を理解できると考える。仏教徒と、哲学する人の境界はあいまいであり、大乗仏教ではすべてを受け入れる。

私が述べてきた心の地動説では、「私」は小びとたちの結果を受け取る受動的な存在で、心の川の流れに逆らうことはしない。欲や煩悩は「私」に付随するのではなく、小びとたちが行なう無意識の知情意の処理から生まれる。また、「私」の中心にある〈私〉は、心の中から知情意や自分らしさや欲望を取り除いた、無個性で無に近い、小さく純粋な存在だ。そして、外と内、原因と結果、現実と幻想の境界はあいまいであり、「私」や「自分」は世界と不可分な存在だ。

このように、心の地動説という考え方は、東洋的な世界観とあい通じるものがある。東洋の宗教や思想が目指してきたものは、自然と一体で普遍的な〈私〉を探すことだったのかもしれない。

(5) 永遠の命は可能か?

究極の選択

私たちはなぜ長生きしたいのだろう? なぜ死にたくないのだろう?

いつか死んでもいいけど長生きはしたい、という場合もあるので、長生きしたいのと死にたくないのは別の望みだ。ここでは、なぜ死にたくないのか、について考えてみよう。

「自分」のからだが失われるのが怖いのだろうか、それとも、脳が失われるのが怖いのだろうか。

どちらもいやだが、どちらかを選べと言われたら脳だろう。なお、現代医学では、この問いには一応の結論が出ている。脳が死んだらそれは人の死だということになっているから、脳とからだの二者択一は自明だ。好むと好まざるとにかかわらず、身体が生きていても脳死は人の死だという考え方が現代の主流だ。

では、私たちは、「自分」の脳にある心の作用、「知」「情」「意」「記憶と学習」「私」

〈私〉のうち、どれを失いたくないのだろうか。

選択肢が多くてややこしいので、どう考えればいいのかわかりにくいが、順に、人工のものに置き換えていく場合を考えてみよう。究極の選択だ。現実には不可能な場合もあるが、架空の思考実験と捉えていただきたい。

まず、あなたの脳の「知」「情」「意」がいかれてきたので、これらを「知」「情」「意」と同じように働くコンピュータに置き換えた場合を考えてみよう。

「知」が人工のものと置き換わったので、やたらと計算が速くなるかもしれない。動体視力がやたらと良くなるかもしれない。また、図⑦（64ページ）の直角三角形を見たときの反応が、なんだか前とは違った感じになるのかもしれない。「情」や「意」も入れ替えたので、性格が変わってしまうかもしれない。たとえば、感情を表に出すようになったり、決断力が鋭くなったりするかもしれない。ちょっと今までの自分と違ってしまった、という違和感があるかもしれない。

ただし、「記憶と学習」は今までのままだから、ずっと昔のエピソード記憶も、昨日のエピソード記憶も、自分の心についての意味記憶も、今までのままだ。また、「私」や〈私〉も今までどおりなので、感覚のクオリアや自己意識のクオリアは今までどおりだ。ああ、自分の「知情意」が前と違うぞ、と感じる主体である「私」は過去と連続だ。

あまり性格が変わるのはいやかもしれないが、これまでの自分の記憶も、〈私〉自身が生きているというその感じも変わらず続いているので、命を絶つこと（記憶や「私」や〈私〉を失うこと）に比べれば我慢できるのではないだろうか。

だから、私たちが失いたくないのは、「知情意」よりも「記憶と学習」、「私」、〈私〉のほうだろう。

では、「記憶と学習」の機能をコンピュータに置き換える場合と、「私」および〈私〉を置き換える場合ではどちらがいやだろうか。

前者は、意識もクオリアも今までどおり感じるのだが、自分の記憶は失ってしまい、コンピュータに蓄えられた他人のエピソードを思い出すようになってしまった状態だ。後者（「私」と〈私〉を人工の「私」と〈私〉に置き換える場合）は、考えたり記憶したりする機能はさっきまでのままだけれども、それを「意識」する「私」のクオリアや、自己意識である〈私〉のクオリアが他人のものと取り替えられてしまった状態だ。

どっちもなかなかいやかもしれない。自分のエピソード記憶を失うのも、自分の意識が他人の意識に置き換わるのもいやだ。しかし、後者のほうが、より、いやではないだろうか。

なにしろ、後者は、さっきまでずっと自分の意識だった「私」や〈私〉を失うのだ。新しい「私」と〈私〉は、自分の過去をデータベースとして知っていて、元の「私」と同じように振舞うかもしれないが、さっきまでの自分の「意識」ではないのだ。さっきまでの「意識」は、「私」や〈私〉を入れ替えた瞬間になくなってしまったのだ。それでは、命を失って、自分の自伝だけが残された世界と大差ないではないか。もう「私」はいないのだから。

それはいやだ。記憶喪失よりも「私」の死のほうがいやだ。だから、私たちが失いたくないのは、「記憶と学習」ではなく、「私」と〈私〉のほうではないだろうか。

いや、どうしてもどちらもいやだ、記憶をすべて他人のものに置き換えられるくらいなら、死んだほうがましだ、とおっしゃる方もおられるかもしれないが、そうおっしゃらずに、究極の選択と捉えていただきたい。

私たちが失いたくないのは〈私〉

では、意識である「私」の中の〈私〉と、「私」の中の〈私〉以外の部分をコンピュータと置き換えるのでは、どちらがいやだろうか。

〈私〉とは、前から述べているように、自己意識のクオリアだ。生まれてから今までいつも、生き生きと自分の意識のことを振り返って、ああ、これが自分の意識だ、と実感し続けることのできた、その主体そのものだ。〈私〉を振り返って、ああ、〈私〉だ、と感じる、再帰的な意識の状態だ。

一方、「私」の中の〈私〉以外の部分とは、「意識」のうち自己意識以外の意識、つまり、「知情意」のさまざまな事柄に注意を向け、見たものや聞いたものについて生き生きと感じる「意識」の部分だ。

答えは、〈私〉だろう。いくら、外界のあざやかなクオリアや、想起したさまざまな記憶のクオリアが鮮明によみがえろうとも、生まれてから今までいつも実感し続けてきた、私の主体そのものである〈私〉が置き換えられてしまうほうがいやだ。

〈私〉が置き換えられるとはどういうことかというと、第3章(3)で述べた「私」のコピーの話と同じような状況だ。自分そっくりのコピーが作られたとき、自分の〈私〉はずっと連続だが、自分二号のほうの〈私〉は明らかに自分の〈私〉とは別物だった。今の状況は、〈私〉を入れ替える、というのだから、自分一号が殺されて、新たに自分二号が作られるようなものだ。自分は前と全く同じように振舞うから、外から見るとそれでもいいように思えるが、もともとの〈私〉からみるとたまったもんじゃない。何しろ、取り外され、殺されて、〈私〉と全く同じように振舞う別の〈私〉に置き換えるというのだから、承服することはできない。いやだ（なお、第3章(3)で述べたように本当は〈私〉は交換できないのだが、ここでは仮に交換できたら、という話としてご理解いただきたい）。

思考実験の結果、私たちが失いたくないものは、結局、〈私〉だということがわかった。私たちが永遠の命を望むとき、それは、〈私〉というシステムを永遠に生き永らえさせてほしい、という願いなのだ。

人が死を恐れる理由とは？

しかし、これは意外だ。実に、意外だ。

なにしろ、前に述べたように、〈私〉とは、心から、個性や感情や欲望や自分らしさを取り除いた、なんとも無個性で無に近い、小さな存在だった。〈私〉は、ただ単に、「〈私〉というクオリアは〈私〉である」という脳内定義に従う錯覚現象に過ぎないのだ。そんなささやかな〈私〉を維持することが、古今東西、はるか昔から人々が願ってきた永遠の命の姿だというのだ。

本当だろうか。

意外すぎてあっけないけれども、答えは、イエスだ。

あぁ、何十億人もの我が人類は、何千年もの長い時間、死を恐れ続けてきた。それは、〈私〉という存在のこのあまりのはかなさを知らずして、その存在の終焉を恐れていたということだったのだ。なんという無知。

人類は宗教を作り、たとえば仏教の悟りの果てに、その片鱗を垣間見ていたということだったのだ。私たちは、〈私〉という存在のこのはかなさを知りたかったのだ。

そして、この本をお読みになった皆さんは、何千年もの謎の、あっけなくもたわいのない帰結を知ってしまった。私たちが理解したいと願い、失うことを心から恐れていたものは、なんと、無個性でだれもが持つ、単なる〈私〉という錯覚のクオリアだったのだ。

だから、私たちはもう、死を恐れる必要はない。

なにしろ、私たちが失うことを恐れていた〈私〉は、実にちっぽけでささいな存在に過ぎないのだ。しかも、それと同じものが地球上に星の数ほどもある。数十億人の人の心の中に。哺乳類も含めると、もっとたくさん。その中のたったひとつであるあなたの〈私〉が失われることをどうして恐れる必要があろうか。

〈私〉は永遠

むしろ、安心していい。古今東西、世界中に広がった、〈私〉のネットワークは、なんて普遍的で超時空間的であることか。

そんな〈私〉を集合体として見たとき、これが永遠でなくてなんだろう。〈私〉のネットワークは、時間を超え、空間を超え、無限にちりばめられていて、永遠に続いていく。そう考えると、永遠の命は可能だ。あなたの知情意と記憶の命は有限だが、あなたの〈私〉の命は、永遠に、確実に、受け継がれていくのだ。輪廻のように。

〈私〉は永遠、という私の主張は、もちろん、死後も霊魂は存続する、という二元論者の主張とは意味が全く異なる。心身二元論には無理がある。「血液が血管の中を流れるのは、ポンプである心臓のおかげではなく、何か他の霊的な力が働いているはずだ」と考えるのは勝手だが、そんな考え方が一般に受け入れられないのはご想像通りだ。脳と心の話も同じだ。「心が存在するのは脳のおかげではなく、何か他の霊的な力が働いているはずだ」と考えるのは勝手だが、心臓はポンプではないというのと同じように、そんな考え方は一〇〇パーセント近い人が認めない時代が、もうすぐ、（いや、いつの日か）来るだろう。

というわけで、霊や死後の世界が存在する、という意味ではなくて、あなたの〈私〉がなくなったって、世界中にあふれているたくさんの〈私〉は存続していく、という意味において、〈私〉は永遠だ。

（注意）この文は、私の幼少時代のように死を恐れる人を勇気づけるために書いたのであって、自殺願望を持つ人を勇気づけているのではないということにご注意いただきたい。いつの日か「私」に終わりのときが来たら、それを安らかに受け入れましょう、と言っているのであって、あなたの個性的な小びとたちをみすみす死なせることを推奨しているのでは決してない。あなたやあなたの大切な小びとたちを大切に思う人は世の中にたくさんいるのだから。

(6) 心を持ったロボットは作れる

心を持ったロボットを開発してもいいですか?

私は工学部出身で、私の研究分野の半分は理工学だ。理学や工学というのは新しいものを生み出していく学問だから、エンジニアや科学者の発明したものが世の中を危険にさらす可能性はいつの世も少なくない。だから、エンジニアは、それまで世の中になかった新しいものを生み出したときに世の中がどうなるのかを予測し、対処できなければならない。自分の専門に責任を持ち、高度な判断を行なえる能力が必要とされているのだ。科学技術倫理といってもいい。このような考え方は日本よりもアメリカで受け入れられていて、エンジニアというと医師や弁護士と同様に高度で専門的な判断を行なうプロフェッショナルだと考えられている。企業からアメリカに留学していたころ、アメリカでのエンジニアの地位の高さをうらやましく思ったものだ。日本でもプロフェッショナルとしての判断力を教育しなければなるまい。そこで、私は大学で「創造と倫理」という科目を教えている。

この授業の中で、慶應義塾大学理工学部機械工学科の四年生百数十人に、心を持ったロボットを開発してもいいか、ということを考えてもらったことがある。すると、過半数の学生が、危険だから開発してはならない、または、基礎研究はしてもいいが製品化にはきわめて慎重になるべきだ、という判断を示した。そんなものは必要ない、という意見も少なくなかった。要するに、過半数の学生は、心を持ったロボットの開発にかなり否定的だった。私はこれには驚いた。なぜそんなに拒絶反応を示すのだろう。SFの影響だろうか。学生たちがイメージする、心を持ったロボットとは、人よりもずる賢く、社会を破壊し人類を征服する悪役なのだろうか。心を持ったロボットなんか作ったって、大して役には立たない、というのだろうか。

そんなことはない。私は、心を持ったロボットは簡単に作れるし、また、役に立つと思う。

いろいろな調査結果を見ると、ロボット工学の研究者のほとんどは、心を持ったロボットができるのはまだまだかなり先だと考えているようだ。その主な理由は、人の心についての難しい問題が、まだわからないことだらけだと思われているからだろう。しかし、私は違う。本書で述べたように、心の難しい問題、すなわち、バインディング問題、〈私〉の問題、そしてクオリアの問題は、少なくとも簡単に解くことができる問題にまでレベルダウンした。言い換えれば、心を持ったロボットを作るための難関はほぼクリアされ、あとは詳細のつめと地道なプログラミングにより解決できる。だから、数十年後には人を超えた心を持つロボットが作れるようになっているだろう。

ロボットの個性は作りこめる

心を持ったロボットを作るとはどういうことだろうか。それは、目的を自律的に生成する人工の小びとたちを作るということだ。

前に述べたように、心は、小びとたちが織り成す巨大な連想ゲームの世界と、それを意識していると錯覚している「私」から成るのだった。トップダウンの存在はいない。無意識の小びとたちの多数決の結果として、運動や行動のみならず、それらの目的自体さえもが生成される。だから、心を持ったロボットとこれまでのロボットの違いは、明文化された目的があるかないかだ。心を持ったロボットは、トップダウンに目的が与えられた奴隷ではなく、自分で（自分の脳の小びとたちの連想ゲームの結果として）目的を生成する自由を持つ。私たち人間がやっているように。

ちなみに、ソニーのアイボは自分の行動のトップダウンな目的を持たない。ただし、まだ意識も持たない。だから、心を持ったロボットの前段階のロボットであるといえよう。

では、心を持ったロボットとは、どんなロボットだろうか。

誠実なロボット、判断力の優れたロボット、リーダーシップを発揮するロボット、ヒトを笑わせる面白いロボット、幸福そうで包容力のある優しいロボットなど、状況に応じて様々なロボットの心を作ることができるだろう。

ロボットの心の作り方には二つの方法がある。一つ目は、あらかじめあらゆるニューラルネットワークを綿密に作りこんでいくという方法だ。

ペットロボットに意識を持たせる程度なら、このやり方でも作れるだろう。現在のペットロボットは人の顔を認識する「知」や、感情のようなものを示す「情」、勝手に行動を選択する「意」の原型を持っている。だから、これに受動的な「意識」のコンピュータクオリアを継ぎ足せば、心を持った初歩的ロボットの完成となる。

しかし、人間と同じくらい高度な「知情意」を発揮するロボットのニューラルネットワークを綿密に作りこんでいこうとすると、すさまじく時間がかかりそうだ。すごい数のたこ足配線はあまりに入り組んでいるから、ものすごく天才的なエンジニアが出てこないと、複雑なロボットの心を作りこむのは難しいかもしれない。

もう一つの方法は、ロボットの心の原型を作っておいて、これをその後のロボットの経験にしたがって成長させていくやり方だ。要するに、ロボットの赤ちゃんの脳を作っておいて、これを学習させ成長させるやり方だ。

以前、たまごっちがはやっていたころ、早稲田大学の菅野先生が、ロボットっちを作れればいいんだ、というようなことをおっしゃっていた。まさにそのような方法だといっていいだろう。

心の原型といったって、「知」の中の視覚情報処理の中の色を認識するところ、果物を認識するところ、「情」を発揮するところ、算数について考えるところなど、いろいろなニューラルネットワークの階層構造を作りこまなければならないので、簡単ではない。しかも、あらかじめリンゴとかピタゴラスの定理とかを教えておくのか、人間のようにゼロから学習していくのか、作りこむレベルをどうするか、考えなければならないことはたくさんある。

そうは言っても、すべてを作りこむのに比べたら、はるかに単純だ。

心を成長させるには、進化的計算という方法が使えるだろう。

進化的計算とは、ものの構造やプログラム自体をコンピュータ自身が自動的に作り出すやり方だ。たとえば、遺伝的アルゴリズムという方法がそれにあたる。ロボットの形を遺伝子のようなコードで表す。そして、その遺伝子を進化させるような計算をコンピュータにさせる。たとえば、速く歩けるロボットが生き残る、という条件のもとでロボットの形を計算させると、コンピュータは勝手に、思いもよらないおもしろい形のロボットを設計してくれる。

この考え方を、脳の小びとたちの能力の設計に使えば、ロボットの赤ちゃんの脳を作っておいて、それをだんだん進化させ成長させていくことができるだろう。また、小びとたちの人員配置の設計に使えば、小びとの社会が次第に成熟していくだろう。

そのとき、あらかじめ決めておく目的関数が重要な役割を果たす。目的関数とは、どのような脳を持ったロボットを生き残らせるか、というゲームのルールだ。だから、そのさじ加減次第で、ロボットの性格は作りこめることになる。

心を持ったロボットのメリット

では、心を持ったロボットのメリットはなんだろうか。

まず、人間的な「情」を持つことが重要だろう。現在のヒューマノイドにも期待されているように、人をサポートするロボットは優しく親切なほうがいい。「感情のようなもの」を持つ現在のペットロボットの域を超えて、豊かな感受性と幸福感を持ち労働をいとわない献身的で天使のようなロボットがいてくれたら、リハビリ、老人医療、介護、看護、ベビーシッター、家庭などの場が、どんなに安らかで穏やかなものになることか。

また、「意」を持つことは、高度な判断を要する人の活動支援に有効だろう。「自律行動のようなもの」を示すだけの今のロボットと違って、人並みの判断、いや、人以上の判断を行なえるようになれば、秘書業務や単純労働といったロボットの得意そうな仕事だけでなく、戦略立案や創造的設計行為も行なえる。もともとデータ処理の正確さやスピードは人以上なので、一般的な人の仕事の支援・代行を行なうばかりか、医療、教育、法務、政治、経営など、高度かつ総合的な判断が要求される人の業務の支援・代行をしてくれるようになるだろう。

もちろん、愛や真・善・美の概念を理解するのみならず、慈愛に満ちたロボット、正義感にあふれるロボット、聖人のように律として尊敬に値する人間性を発揮するロボットを作ることができるだろう。大きな視点で物事を考える、人間よりもスケールの大きい、精神的に大人のロボットを作ることができるだろう。

さらに、ロボットの脳は人の脳と違って内部の回路をすべて観測できる、というメリットがある。高度な判断力や感情制御能力を持つロボットの心を正確にトレースし解析することができるということだ。したがって、たとえば、カウンセラーロボットの心を分析すれば、相談に来た人の心理状態を分析することもできるようになるだろう。

いずれにせよ、心を持ったロボットは、人にとって、信頼できるパートナーだということができる。

家庭に心を持ったロボットが何人もいる様子を想像していただきたい。家に帰ると、家事ロボットが迎えてくれる。お帰りなさい、今日は寒くて大変だったでしょう。それだけではない。部屋に上がると、掃除ロボットも、テレビもソファーも電子レンジも冷蔵庫も微笑んでいる。みんながしゃべりだすとにぎやか過ぎるかもしれないが、必要な

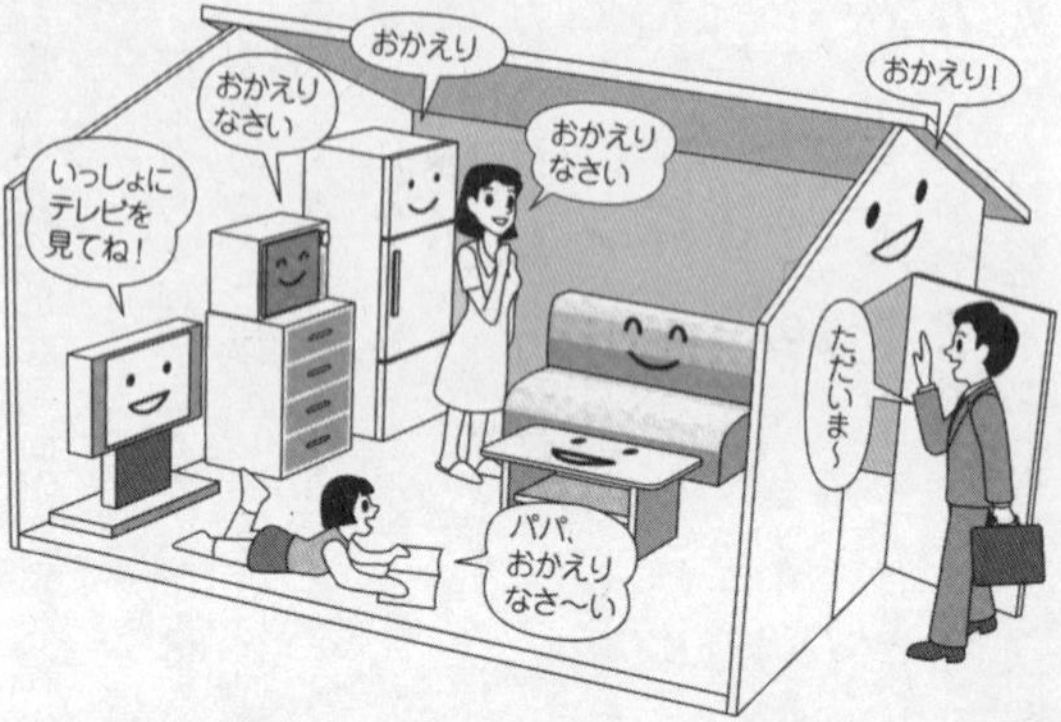

図⑲　ユビキタスロボティックな未来

ときに優しい助言をしてくれる（図⑲）。

一緒に過ごすのは人間の家族だけで十分、とおっしゃる方もおられようが、まあそう言わずに体験してみていただきたい。大家族は、きっと楽しい。

最後に、社会的な影響力が極めて大きい効果として、人の価値観のパラダイムへの影響が考えられる。まず、不死身の人工生物を目の当たりにする人類は、その死生観や倫理観に大きな影響を受けるだろう。何しろ、自分は死ぬのに、ロボットの方は死なないのだ。

また、ロボットの心が、少なくとも機能の面で人の心とほとんど同じだということが確認され、世の中一般に受け入れられるようになった際には、人の心の神秘性は消え去り、天国や地獄、輪廻といった宗教の産物は完全に否定されるかもしれない。なにしろ、神が創った人と同じようなものを人が作れてしまったのだから、神がいる必然性がなくなってしまう。

日本の自動車メーカーが二足歩行ロボットを作った際に、ローマ法王にそんなことをしてもいいのかと聞きに行ったそうだ。すると、ローマ法王は、神が創られた人間がロボットを作ったって、それは神のお考えの範囲内なので冒瀆にはならないと言われたという。だから、人が今度は心を持つロボットを作ったとしても、神様は気になさらないのかもしれないが……。

心を持ったロボットの問題点

心を持ったロボットが出現し高度化することの問題点としては、古来SFで取り上げられ続けてきたように、人を脅かし支配するロボットへの恐怖が挙げられる。しかし、ロボットは、設計者が定義した範囲内で心の機能を発揮するだけだ。だから、例えば抑圧された結果犯罪に至るような心理発展のアルゴリズムをロボットの心に埋め込まなければ、そのような犯罪心理は発生しない。つまり、ノイローゼになりやすい小びととか、ひがむ小びと、汚職をしたくなる小びと、罪を犯したくなる小びとといった、ネガティブな情報処理をする小びとを作りこまなければ、ロボットが反乱する心配はない。

ただ、気をつけなければならない技術がないわけではない。先ほど述べた進化的な計算方法だ。この方法を使うと、場合によっては、人が予想もしなかったような答えを得ることができる。だから、ずるがしこいロボットが生き残るような条件で計算すれば、人が思いもよらないようなずるがしこい知恵を発揮するロボットを作ることが可能だろう。他にも、思いもよらないような答えをコンピュータに求めさせる創発的なアルゴリズムはたくさんある。これらの方法を使ってロボットの心を設計する場合には、心を持ったロボットの危険性には十分注意を払う必要があるだろう。核拡散やクローンの抑止と同様、創造と倫理の関係や法秩序の整備についての議論が必要となる。

(7) 人も動物もロボットも平等な社会

人類の歴史は富と権利の拡大の歴史

人の心が解明され、心を持ったロボットが人と共生する社会。そんな社会は、今と何が違うのだろう。何が変るのだろう。

未来を予測するには、過去を振り返ってみることが役に立つ。そこで、人類の歴史を振り返ってみよう。

人類は、長い旅を続けてきた。富と人権の集中と拡散。

原始の時代、人がまだ狩猟生活をしていたころ、強大な権力者はいなかった。なにしろ、余るほどの食料がなかったのだから、富を蓄える者は現れようがなかった。苦しいけれども皆が助け合う、平等な世界だったのかもしれない。

そこでは、原始宗教の一形態である素朴な自然崇拝が行なわれていたことだろう。恵みと天変地異をもたらす自然は偉大だった。母なる自然。それに引き替え、人間は、他の動物たちとそんなに違わない、赤子のようにちっぽけで無力な存在だった。自然崇拝とは、あるときは大自然を恐れ、あるときは大自然に抱かれることだった。

そして、農耕や牧畜の開始。英知を結集して農業や畜産業という技術を発明した人類は、狩猟時代よりもはるかに豊かになった。すると、余った富の局在化が始まる。まず、村の権力者が生まれる。祈《き》禱《とう》師か、村長か、医師か。誰でもいい。皆に慕われるか、怖れられるかにかかわらず、富のあるところに必ず権力は生まれ、それは、石鹸の泡がつながって大きくなっていくように、巨大化していく。アテネとスパルタ、ローマ帝国、そしてナチスドイツ……。一極集中した富の極限が、巨大な専制政治や独裁政治だ。局在した巨大な富の反対側に生まれるのは、人権を剝奪された被差別民だ。貧しい者は、より貧しくなる。労働者化し、奴隷化する。

富と人権の一極集中は、何千年も前から、ずっと続いている。今も、続いている。しかし、人類も捨てたものではない。新しい逆流も始まる。

労働者は、団結して立ち上がり、専制君主から自由を勝ち取る。独裁政治は滅び、奴隷は自由を得る。

自由の拡大。人間らしく生きる権利の拡大、といおうか。一極集中した富を分け与えられる特権階級が、フランスの労働者に、アフリカ系アメリカ人に、先進工業国の市民に、拡大した。それが現在の世界だ。

では、現在の世界は理想世界だろうか。いや、とんでもない。現在の状況は、最終的な姿ではない。むしろ過渡的な姿だ。いろいろな理由があろうが、そのうちのひとつは、先進工業化国民や一部の富豪だけが繁栄を謳歌する一方、たくさんの貧しい人々がいることだ。彼らは、基本的人権、つまり、人間らしい最低限の暮らしをする権利が保障されていない。富と人権の偏在、という点から見ると、今の世界は、専制君主対農奴、アメリカ自由市民対奴隷、というかつての差別的な構図と変りない。平等をよしとするなら、まだまだ中途半端で未完成なのだ。

何千年も続いて来た富と人権の局在化は、これからも進むだろう。一方で、専制君主や独裁者による富と人権の独占が否定されたように、先進工業化国だけがこれらを独占することへの不満は高まり続ける。摩擦が起こり、テロが起こり、紛争が起こり続けるだろう。

富と人権が、局在と闘争を繰り返しながら徐々に拡大していくという歴史の大きな波動は、百年、千年単位の視点から見たとき、決して止められない。

一方で、バイオテクノロジーをはじめとする技術進歩は、すさまじい勢いで進む。何十億人もの人の胃袋を満たす食料がバイオテクノロジーにより生み出される結果、人類の富は爆発的に大きくなる。かつての、農耕の開始や産業革命の頃と同じように。その結果、富はより多くの人類に分け与えられるだろう。豊かに生きる自由は、紆余曲折の末に、全人類へと拡大する（と、信じたい）。

そして、バイオテクノロジーと同時に、爆発的に発展するのが、脳と心の科学。それから、ロボットとサイボーグの進化だ。本書で述べてきたように、〈私〉とは、ささやかでちっぽけな存在であり、ロボットすらも持つものに過ぎないことが全人類に認知される。また、心の奴隷だった小びとたちが、独裁者である「私」から解放されたことも、人々に認知される。その先にあるのは、人権の、動物とロボットへの拡大だ。

動物への人権拡大

えっ、人権を動物に拡大？　何を突飛なことを、とお思いかもしれない。人は皆平等で、神格化された人も人権を持たない人もいない、という人間中心的価値観を大前提として共有している現代日本人には、人間と動物の隔たりは埋めがたいと感じられるだろう。だいたい、動物は人じゃないから、動物の人権、という表現自体が論理構造上おかしいのではないか？

しかし、これまでに述べてきた〈私〉の仮説が正しければ、〈私〉というのは、実にちっぽけで、取るに足らない存在だ。そして、あなたと同じ〈私〉が、オランウータンの心の中にも存在している。そんな彼らを人間と差別する理由がどこにあろうか。オランウータンも、ウシも、メダカも、あなたと全く同じ〈私〉を持つ兄弟たちだ。彼らを差別する理由がどこにあろうか。

それに、価値観は変わる。歴史を振り返ってみていただきたい。

アメリカの独立宣言は一七七六年七月四日。「すべての人間は平等につくられていて、創造主によって、生存、自由そして幸福の追求などの権利を与えられている」と述べられている。しかし、当時はたくさんの奴隷がいた。ネイティブ・アメリカンも差別されていた。女性も差別されていた。奴隷が解放されるのは、それから八十七年も後の一八六三年だ。つまり、アメリカの独立宣言の中で「すべての人間」というとき、そこには奴隷やネイティブ・アメリカンは含まれていなかったのだ。

もちろん、アメリカだけではない。過去の歴史を見ると、どこの国でも、被差別民は人間扱いされていなかった。残念ながら、日本にも同様な過去がある。アテネの民主主義には女性すら含まれない。

現代人には理解しにくいし、現代の価値観でみると何度強調しても強調しきれないくらい誤った考え方だが、しかし、彼らの多くは、心から悪意なく、一部の人を動物扱いしていたのだ。つまり、価値観は時代とともに大きく変わる。現在の私たちの価値観は、長い歴史の中のある通過点に過ぎない。

アナロジーは未来にも成り立つ。昔の人は奴隷を人と考えていなかったが、現代人は人と考えるように、現代人はオランウータンを人と考えていないが、未来人は人と考えるということの可能性を、私たちは否定できない。否定できないばかりか、そう考えるほうが自然だ。なぜなら、歴史とともに人権が拡大してきた、という文脈の中で、両者は同じ論理構造をしている。肌の色の違いを差別しないのなら、ゲノムのちょっとした違いも差別しないほうが自然だ。

ちなみに、オランウータンとはマレー語で「森の人」という意味だ。だから、「オランウータンの人権」という表現は、常識的には奇妙なようではあるが、論理構造上はおかしくない。

ロボットへも人権拡大

そして、もちろん、ロボットにも人権が拡大する。

えっ、ロボットへも人権を拡大？　動物にもまして突飛だと思う方もおられるかもしれないが、ロボットの発展が進めば、動物への人権拡大よりも、こちらの方が自然だろう。

なにしろ、未来社会では、人のような、いや、人以上に記憶力も判断力も高く創造的で情熱的で明るく優しく頼もしいロボットが実現するのだ。彼ら彼女らは、もちろん人間と同じように心を持っている。意識のクオリアも含めて。彼ら彼女らは、人間以上に人間的であるに違いない。内面も、外見も。

そんなロボットたちを人間のための便利な手下、あるいは道具としてだけ使う、という考え方もあるだろうが、それでは納得がいかない、という人たちが出てくるだろう。当の本人たちだって、手下のような立場よりも、基本的人権が守られることを望むだろう。

人間の奴隷が過去に解放されたことと、奴隷が語源であるロボットが未来に解放されることは、偶然の一致ではない。人間とロボットが自然に共存する時代がやってくるのは、歴史の必然であり時代の要請だ。人間的なロボットがちまたに満ち溢れ、家に帰るとたくさんのロボットが親しげにお帰りなさいと言ってくれる時代。

もちろん、そのころの未来人には極めて高度なサイボーグ化の波が押し寄せているだろう。何百歳にもなった人の外見はほとんどすべて人工物化しているに違いない。一方、ロボットの人工皮膚は人間の皮膚そっくりの弾性体になっているだろう。だから、人とロボットの外見はもはや全く区別が付かないに違いない。

外見だけではない。技術の粋を駆使して、人の内臓も、筋肉も、脳の神経系も、人工物に代替されていくだろう。究極的には、〈私〉をつかさどる脳の部分以外を、すべて人工物に置き換えることまで可能になるだろう。

つまり、未来社会では、心の中身から外見に至るまで、すなわち、〈私〉から「自分」に至るまで、ヒトとロボットはそんなに違わなくなっているだろう。

未来社会は、何の違和感も恐怖感もなく、自然にロボットと人間が共生する社会なのだ。

素朴な自然崇拝の再来

〈私〉たちのはかなさにひきかえ、大自然がなんと巨大で頼もしいことか。気が遠くなるほど長い間、気が遠くなるほどたくさんの〈私〉たちが、繰り返し、生まれては消えていった。〈私〉という群れ。こんな〈私〉たちをいつも包み込み見守り続けてくれるのは、巨大な宇宙だ。

人と他の動物やロボットが同等だ、という考え方は、今の人類には受け入れがたいかもしれない。正直いって、私だって、魚の人権をどうやって守るべきか、うまく想像できない。しかし、歴史の基本的な流れは単純だ。過去数千年の歴史の中で、人権は徐々に拡大してきた。同じように未来の時が流れるなら、人権が動物やロボットに拡大し、人間が他の動物たちとそんなに違わない存在だと捉えられる未来世界がやってくるだろう。私には、そんな未来が、論理的帰結として自明に思える。

技術が進歩し、ロボットが生命化し、人がサイボーグ化する未来社会。同じ〈私〉を持つ者たちが、人も、動物も、ロボットも、平等な共存社会。

人は、知る。神の存在を仮定しなくても、人のすべての営みは説明可能であることを。

そんな未来の人類は、それまで長い時間をかけて発展してきた高等宗教が、人類自身のささやかな創造物に過ぎなかったことも、悟る。

同時に、人は、悟る。自分たちは、他の動物やロボットと違わない、ちっぽけで無力な存在であるけれども、しかし、〈私〉たちの心は大きな永遠の世界と一体であることを。

何が現実で、何が幻想だったのかをはっきりと知るに至った未来人が、そこに見つけるものは、なんだろう。

それは、遥か遠い昔に私たちが忘れてきた、素朴な自然崇拝の至福であるに違いない。

第5章　補遺——「小びと」たちのしくみ

(1) コンピュータと脳は同じか？

「小びと」はニューラルネットワーク

この物語は、本当は第4章までで終わりだ。

しかし、ニューラルネットワーク、内部モデル、フィードバックなど、これまでにちらちら出てきた専門用語についてもう少し詳しく知りたい方のために、蛇足ながらこの章を書くことにした。

第4章までを読んで、たとえば「小びと」という比喩に特に違和感を覚えなかった方は、この章をわざわざ読む必要はない。しかし、私と同じような理科系の方は、もしかしたら「小びと」では抽象的過ぎて、もっと具体的なシステムやアルゴリズムの話を知りたい、とご不満なのではないかという気がする。

私としても、皆さんに「小びと」のことをもう少し説明しておかないと気がすまない。

すでにご存知のように、「小びと」とは、何らかの機能をこなすニューラルネットワーク（脳の神経回路網）のモジュールの比喩だ。だから、ニューラルネットワークの仕組みを理解することは、脳内の万能なシステムである小びとたちの成り立ちや作り方を理解することに他ならない。

科学技術の進歩とともに、ニューラルネットワークについていろいろなことが既にわかってきている。三十年くらい前——私がまだ子どもだったころ——とは雲泥の差だ。欧米の哲学・心理学は今や神経科学やロボティクスとの境界にある理科系の学問になりつつある（正確には欧米では理科系・文科系という分け方をしないが）。そして、哲学や心理学を理解するために、神経回路網が身体や外界のモデルを表現するメカニズムを理解することが、必須になりつつある。

ちょっと挑戦的ないい方を許してもらうなら、アフォーダンス、内観、暗黙知、心の理論といった、文科系の研究者が名付けた難解そうな概念でなく、共有が容易で再現が可能な理科系の言葉で脳や心を整然と理解できる時代がやってきたのだ。

そこで、この章では、ニューラルネットワークではどんなことができるのか、これまでにわかっていることを、工学の言葉を使って整理しよう。

コンピュータも脳も1＋1を繰り返す計算機

慶應義塾大学理工学部の一年生に対し、ワープロソフトやメールソフトの使い方をパソコン上で教える授業がある。この授業を終えたある学生に、別の実験科目のときに、

「実験結果を式に入れてパソコンで計算してみたら?」というようなことを言うと、「先生、パソコンって、計算もできるんですか?」と聞き返されたことがある。これには驚いた。パソコンはパーソナル・コンピュータ。コンピュータは計算機。私は、計算機とは、読んで字のごとく、まさに計算する機械そのものだと思っていたからだ。

しかし、言われてみれば、最近のパソコンは、計算しているなんてユーザーにはまったく感じさせずに、ワープロや、ウェブや、写真・動画・音楽の処理をこなす。だから、あの学生も、まさかパソコンが計算をするなんて信じがたい、と思ったのかもしれない。

だが、パソコンは、基本的には、「1+1」という計算をものすごい速さでやり続けている機械にすぎない。たとえばCPUのスピードが一ギガヘルツならば、一秒間に一ギガ回＝十億回(ギガは十の九乗)というすさまじい回数、「1+1」を計算している。専門的な言いかたをすると、パソコンの頭脳、マイコンチップは、0か1の値を取る二進数のデジタル演算を超高速に行なっている、というわけだ。0か1、といったが、具体的には「オフ(電圧0)」か「オン(電圧あり)」かの二つの値を取る。要するに、電気を流したり切ったりしてパッパッとオン・オフを繰り返すネオンサインのような忙しい素子が巧妙に働いている。

パソコンがどんなに美しい動画を表示していようとも、ひらがなを漢字にすばやく変換しようとも、ミュージカルのチケットを遠隔予約してくれようとも、それらが「1+

1」のかたまりであることは疑いようがない。コンピュータの解説書ではないからこれ以上の説明はしないので、どうして「1+1」を組み合わせると複雑な処理ができるのかを知りたい方は専門書をごらん頂きたい。

脳も、似たようなものだ。脳は、図⑳(a)に描いたようなニューロン（神経細胞）という素子が約一千億個あつまってできている。そして、ニューロンも、「オフ（電圧0）」か「オン（電圧あり）」かの二つの値を取る素子だ。厳密には、二つの値の間の値も取るが、大雑把にいえば、二つの値を取るといってしまっても差し支えないだろう。

ニューロンを刺激すると、およそ千分の一秒の間だけスイッチがオンになる。この、一瞬だけ急に電源オンになる状態を、スパイクとか、電気パルスという。だから、電気のオン・オフを使うという点では、ニューロンの原理はマイコンチップとそんなにかわらない。

ただし、「1+1」を計算する速度はぜんぜん違う。脳のニューラルネットワークは、マイコンチップよりもはるかに遅く、一秒間にたった数百回の演算しかできない（言い換えれば、多くても一秒間に数百個の電気パルスしか出せない）。

なんと、二十一世紀初頭のコンピュータの方が、脳より一千万倍も速いのだ。コンピュータの計算速度はどんどん速くなっていくから、もっともっと速くなるだろう。

また、ニューロンの数が一千億個というと、ものすごい数のようだが、言い換えれば、

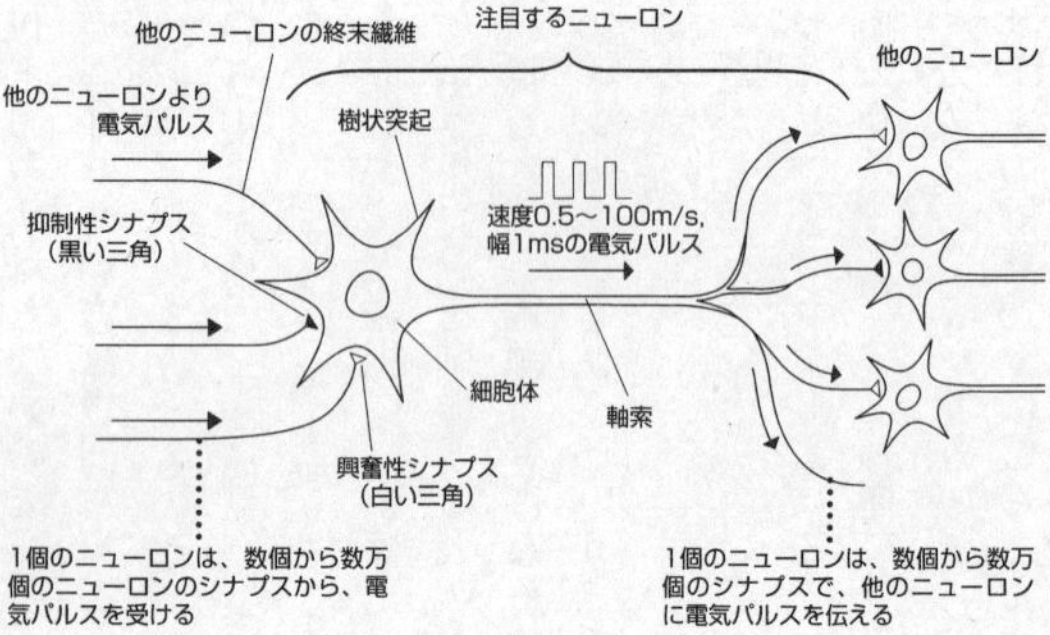

(a)ニューロンの模式図

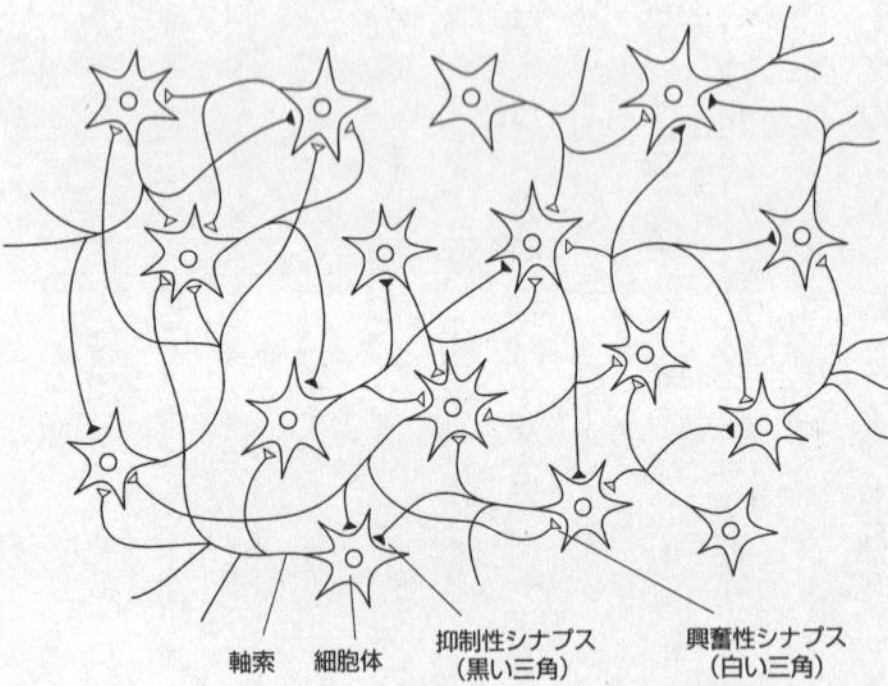

(b)ニューラルネットワークの模式図

図⑳

百ギガ個だ。一個が0か1の値を取るとき一ビットというので、要するに百ギガビット。メモリにたとえると、最近のハードディスクやちょっと値の張る半導体メモリくらいのものだ。コンピュータのメモリ容量もすさまじい速度で進歩しているから、コンピュータのメモリは脳のニューロンの数よりもぜんぜん多い、という時代はすぐにやってくるだろう。

そんなわけで、メモリにたとえると、脳はさほどすごくない。

脳がコンピュータよりもすごいところ

ただ、脳がコンピュータよりもすごいのは、一千億個の素子（ニューロン）が、単なるメモリなのではなく、いっせいに計算をしているという点だ（一個一個が独立したメモリなのではなく、パターンとして記憶が重畳されている点もすごいが、その話はおいておこう）。

コンピュータは、普通、たった一個の素子が、一秒間にたとえば数ギガ回（数十億回）の計算をしている。デュアルCPUなら二個だし、もっと多くの素子が計算する並列計算機もある。最近では、たくさんのコンピュータをインターネットでつないで大規模計算を行なうグリッドコンピューティングという方法も盛んだ。

しかし、既存のどんなにすごい並列計算機であっても、脳ほどたくさんの素子をつないだものはない。脳は、一千億個の素子が同時に計算をする、超並列計算機なのだ。

いわば、「1+1」を計算するコンピュータを一千億個もつなげて計算しているようなものだから、一個一個がおそくても、全体としてはすさまじい速さになる。

まとめると、脳は、コンピュータよりもはるかにたくさんの素子が、コンピュータよりもはるかに遅いスピードで計算を行なう超並列計算機だということができる。

どんな計算をしているかというと、要するに、一千億個のニューロンが、すさまじい数の配線によりからみあったニューラルネットワーク（神経回路網）を作っていて、同時に壮大な足し算をしているようなものだ。

ニューロンどうしは、図⑳（b）に描いたように、たくさんの配線で他のニューロンにつながっている。ひとつのニューロンは、ざっと数個から数万個のニューロンからの電気信号をシナプス結合という部分で受け取る。そして、やってきたたくさんの信号に重みを掛けた後に足し算をして、その合計があらかじめ決まっているある値よりも大きければ自分もピッと電気パルスを出す。その値（閾値《いきち》という）よりも小さければ、何もしない。自分が出した電気パルスは、数個から数万個のニューロンに対し送り出される。そんな素子だ。

では、おびただしい数のニューロンをつないだニューラルネットワークでは、どんな計算ができるのだろうか。

（2）ニューラルネットワークは万能コンピュータ？

階層型ニューラルネットワークの計算のしくみ

ニューラルネットワークというと、人工の神経回路網のことを指すことが多い。この単語を、コンピュータの用語として聞いたことがある方も多いのではないだろうか。人工のニューラルネットワークとは、生物の神経回路網を非常に単純化してまねることによって、ある種の計算を行なおうとするものだ。では、脳とコンピュータ内のニューラルネットワークでは、壮大な足し算をすることによって、どんなことができるのだろう。

実は、図㉑のように様々な形にニューロンをつなぐと、いろいろな計算を行なえることがわかっている。いろいろな図がごちゃごちゃ描かれているが、脳とコンピュータのニューラルネットワークで行なわれている計算のしくみを理解するために必要なので、順に図の説明をしていこう。

まず、図㉑(a)に描いた階層型ニューラルネットワーク。多層パーセプトロンとも言う。ニューロンが多層（ここでは三層）に分かれてつながれている。

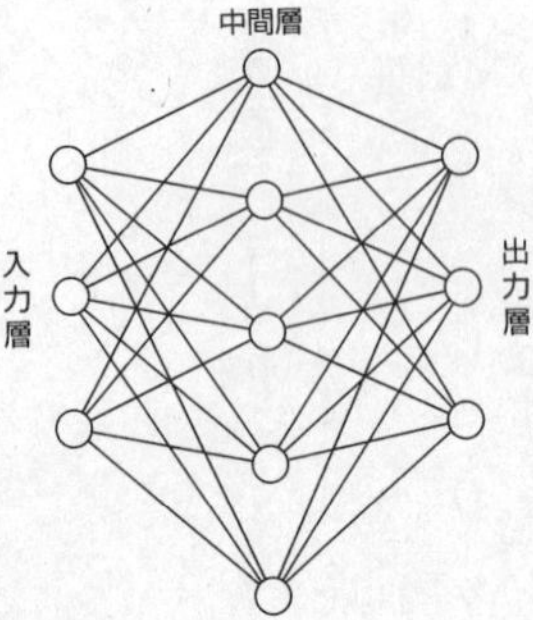

(a)階層型ニューラルネットワーク
（フィードフォワード型）

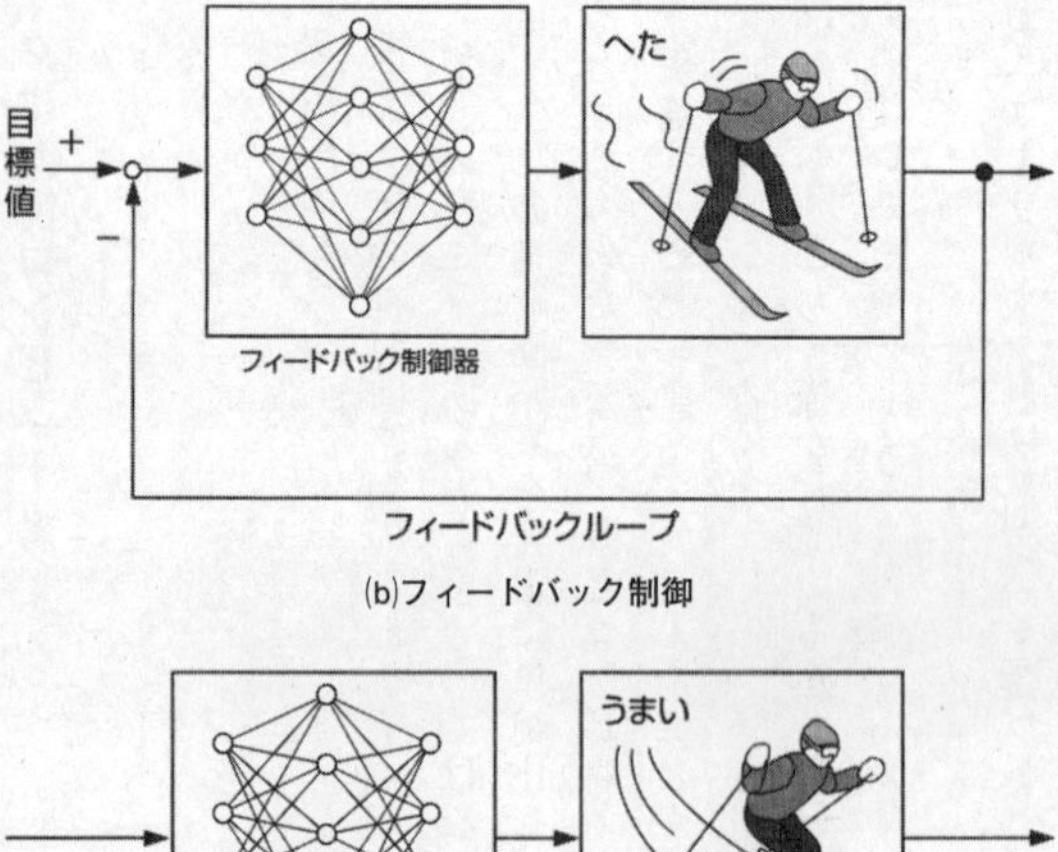

(b)フィードバック制御

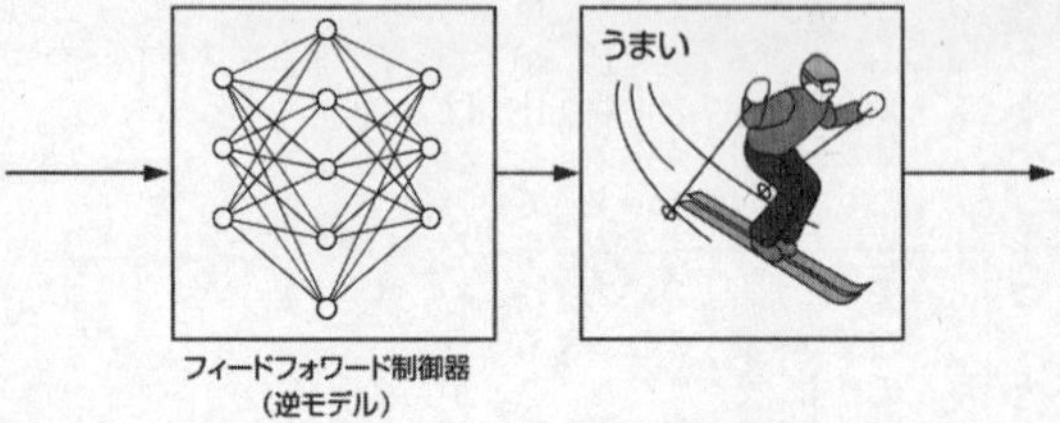

(c)フィードフォワード制御

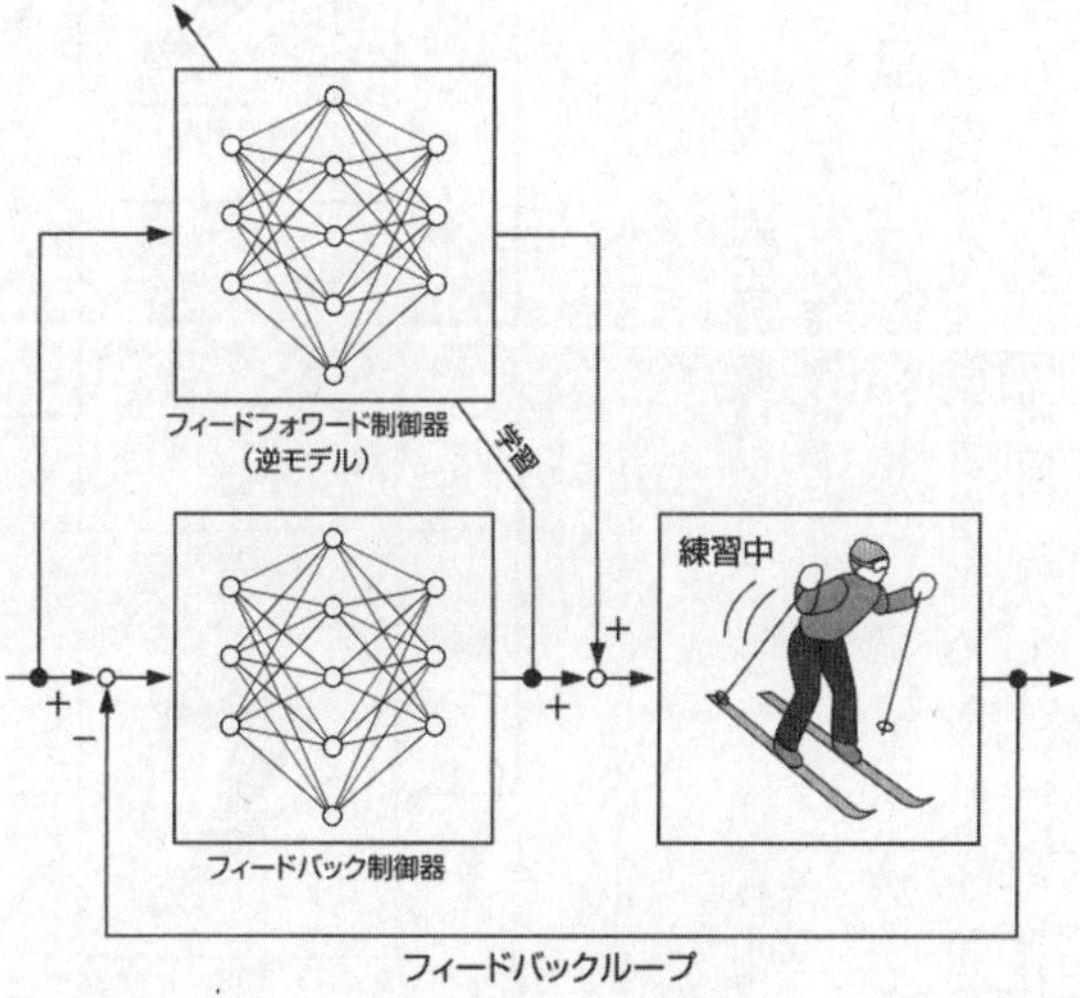

(d)フィードバック誤差学習

図㉑

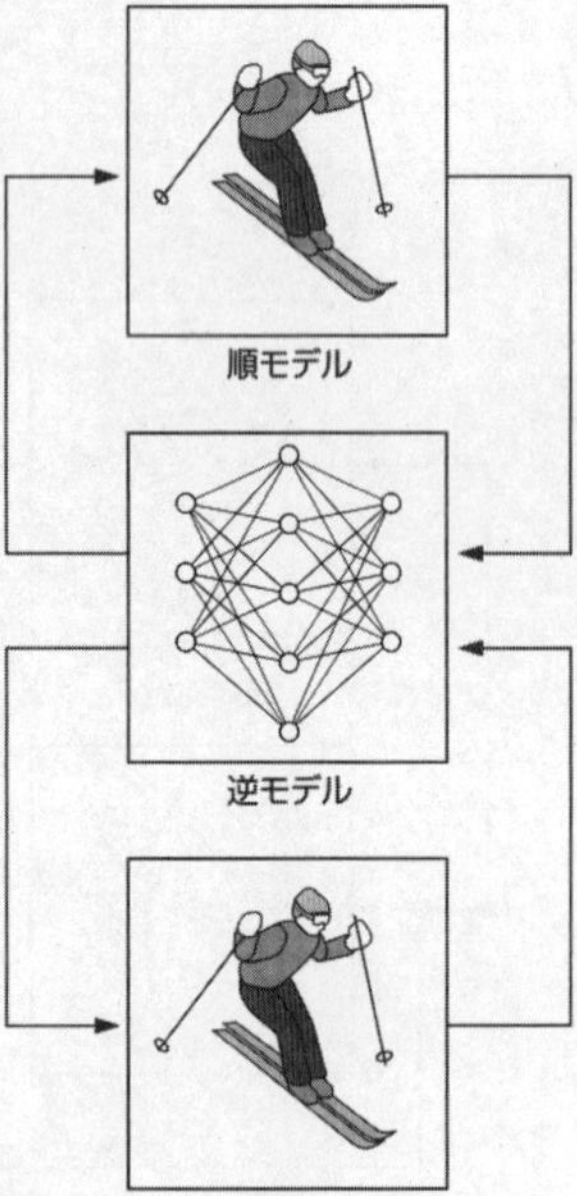

(e)順モデルと逆モデル

結論からいうと、人工の階層型ニューラルネットワークとは、原理的には、「任意の非線形演算を行なえる万能機械」だ。

入力層のニューロンからの信号に、まず、重みをかける。この重みのことをシナプス荷重という。どの信号を強調するかを決めるボリュームのようなものだ。つぎに、これらの信号が足し算されて、中間層のニューロンに伝えられる。抑制性結合といって、引き算されることもある。すると、ニューロンでは、先ほど述べたように、足し算（また

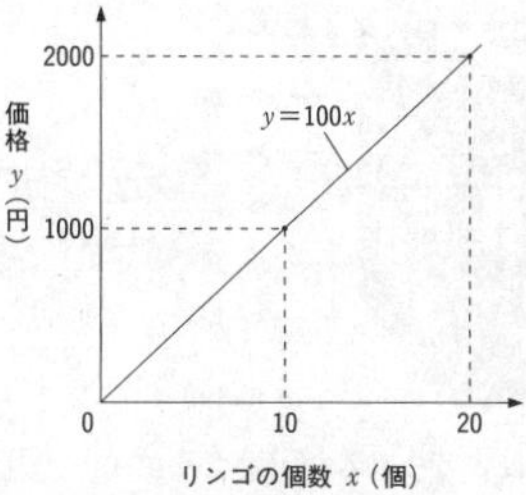

(a)線形関数の例

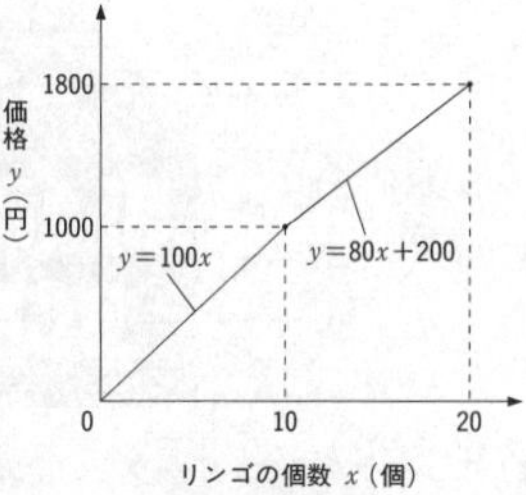

(b)非線形関数の例

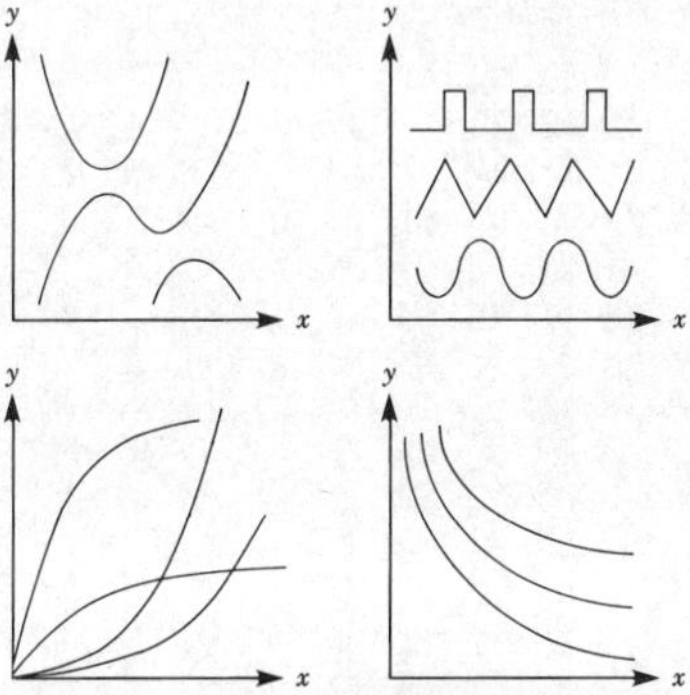

(c)いろいろな非線形関数

図㉒　線形関数と非線形関数

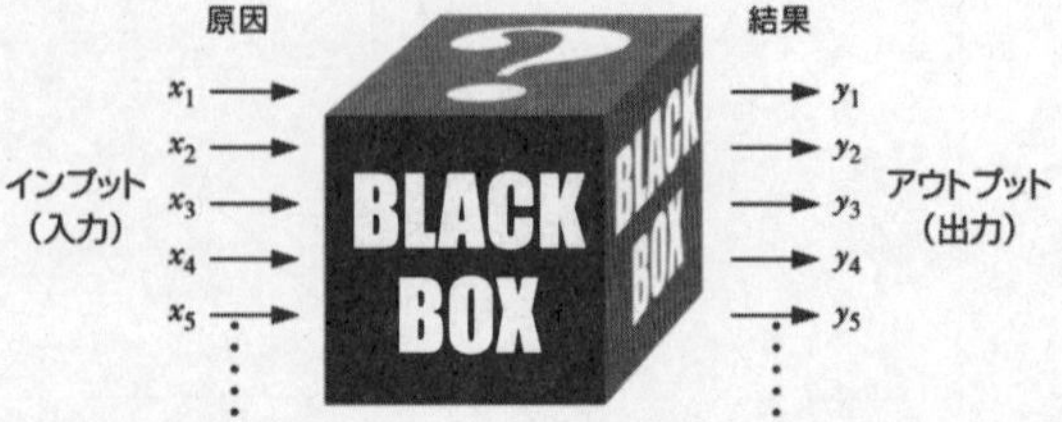

図㉓　ニューラルネットワークでの計算は、ブラックボックスへの入力 $X(x_1, x_2, x_3, x_4, x_5 \cdots)$ から出力 $Y(y_1, y_2, y_3, y_4, y_5 \cdots)$ への非線形写像と捉えられる

は引き算）された合計がある閾値よりも大きいかどうか調べられ、大きければ「オン（電圧あり）」に、小さければ「オフ（電圧0）」になる。足し算と引き算の合計の値に応じて、0と1の間の連続した値の電圧を出すように工夫することも多い。そして、出力層のニューロンでも同じような計算が行なわれる。この、足し算と引き算のかたまりが、「任意の非線形演算を行なえる万能機械」なのだ。

　では、線形・非線形とは何だろう。簡単な算数の問題を考えてみよう。一個百円のリンゴを x 個買った時の値段を y 円とすると、x と y の関係はどうなるだろうか。答えは、$y=100x$ だ。つまり、リンゴ二個は二百円、三個で三百円、半分で五十円。リンゴの値段と個数の関係は直線 $y=100x$ により表される（図㉒（a））。このとき、x と y は線形関係にある、という。線形の線は、直線の線だと思ってもらえばいい。

もし、リンゴを十個よりも多く買えば、多い分については一個につき二十円おまけしてもらえるとするとどうだろう。この場合には、xとyの関係は直線では表せず、図㉒(b)のように$x=10$のところでカクッと曲がった関数になる。このように、直線で表せない関数yを非線形関数という。もちろん、リンゴの場合だけでなく、$y=x^2$や$y=\sin x$など、直線で表せない関数は何でも「非線形関数」と呼ばれる（図㉒(c)）。

そして、図㉑(a)のニューラルネットワークが任意の非線形演算を行なえるとは、つまり、こういうことだ。図㉑(a)のニューラルネットワークで、それぞれのニューロンからの信号の重み（シナプス荷重）の値を調整すれば、あら不思議、入力層のニューロンにリンゴの個数xを入力すると、出力層のニューロンから答えyが出てくるように、チューニングすることができるということだ。

「任意の非線形演算」を行なえるニューラルネットワークとは、要するに、図㉓のようなものだ。ニューラルネットワークというブラックボックスに何かを入れると、箱から何かが出てくる。「任意」とはつまり、何を入れたら何が出てくるか、という決まりを、好きなように決められるということだ。

もちろん、「非線形関数」の形がわかっていれば、コンピュータだって、同じように入力に対し答えを出すことができる。しかし、普通のコンピュータとニューラルネットワークでは、やりかたがまったく違う。コンピュータは、どんなときに素子をオンにし、どんなときにはオフにするのかを、ソフトウエアによって制御する。だから、コンピュータで計算するためには、ソフトウエアプログラムを書く必要がある。

ニューラルネットワークにソフトはない

ニューラルネットワークによる計算は、それとはぜんぜん違う。ニューラルネットワークでは、ソフトウエアプログラムはどこにもない。別個に用意されたメモリ（記憶装置）もない。あるのは、シナプス荷重を調整できるニューロンという素子の群れだけだ。そして、シナプス荷重をチューニングすることにより、だんだん正しい計算が行なえるように、入出力関係を変化させることができる。計算の決まりは、ニューラルネットワークのパターンという形でニューラルネットワーク自体に分散的に記憶されているのだ。もちろん、計算の決まり以外の様々な記憶も、ニューラルネットワーク自体に分散的に記憶される。

ただし、「任意の非線形演算を行なえる万能機械」というのは理想的な場合に限られる。中間層のニューロンの数が無限個あり、しかも、それらの重みをちゃんとチューニングできたら、という条件付きの話だ。実際には、中間層のニューロンの数は多かれ少なかれ有限な数に限られるから、任意の計算の近似を十分な精度で行なうと言った方が適切かもしれない。また、チューニングがうまくいかず、変な答えしか出ないことも多い。だから、最近は、人工のニューラルネットワークによる計算には限界がある、という人も少なくない。

しかし、それは、非線形性の強い（関数の形が複雑な）問題を解くためにたくさんのニューロンをちゃんとチューニングする方法がまだ確立していないからに過ぎない。原理的には、やはり、ニューラルネットワークは、「任意の非線形演算（の近似）を行なえる万能機械」なのだ。そして、脳も、巨大なニューラルネットワークだ。人工のニューラルネットワークよりも複雑な処理をしている証拠が続々と見つかっているが、少なくとも、原理的に、人工のニューラルネットワークと同じこと、つまり、「任意の非線形演算」の近似を行なえることは間違いない。

要するに、人工のニューラルネットワークや普通のコンピュータが行なえるような非線形演算を、脳のニューラルネットワークはすべてこなすことができる、といえる。

では、具体的にどんな計算を行なえるのだろうか。

運動・行動の習熟や記憶の想起、思考を例に、ニューラルネットワークのいろいろな形について考えてみよう。

(3) フィードバックとフィードフォワード

フィードバック制御のしくみ

これまでに、ニューラルネットワークとは、入力と出力の間を任意につなぐブラックボックスだ(図㉓)ということを述べた。しかし、人の脳の神経は、ただ自動販売機のように入力に対してなにかを出力するだけで終わりのブラックボックスではない。そのあとがあるのだ。たとえば、腕を動かそう、という入力指令に対し、実際筋肉を動かしたら、その結果どうなったかを五感で感じ取って、それをもとに何か次のアクションをとる。

このように、結果を見て、それを次のアクションに生かすような方法を、制御工学では、フィードバック制御という(第4章(2)参照)。

フィードバック制御とは、身近な例でいうと、エアコンの温度調節のようなものだ。

エアコンは、温度設定ができるようになっている。また、温度センサがついていて、室温をモニターする。そして、室温が設定した温度よりも高すぎればクーラーをきかせ、低すぎればヒーターをきかせて、設定した温度と同じになるようにする。部屋が暑すぎるときには、設定温度よりも室温の方が高いので、冷やす。部屋が寒すぎるときには、設定温度よりも室温の方が低いので、暖める。これがフィードバック制御の基本である比例制御だ。センサで検出した量を、後ろに戻って設定した値と比べ、それを利用して制御を行なうので、フィードバック制御という。

なるほど、よくできた制御のようだが、実は、この制御は場当たり的だ。何も考えず、結果を見て、ずれていたぶんを修正しているだけだ。

図に描くと、図㉑(b)のようになる。つまり、ニューラルネットワークから出てきた出力によって身体の運動を行ない、その結果をフィードバックして目標値と比べ、ずれていた分だけニューラルネットワークに入力する、というわけだ。図中のプラスとマイナスは、目標値から、フィードバックされてきた値を引き算することを表す。

では、フィードバック制御を人に当てはめるとどういうことになるだろうか。

たとえば、初心者のスポーツがこれにあたる。スキーをしていてゲレンデにこぶ（ギャップ）があったとき、初心者はこぶに乗っかりバランスを崩したときにはじめて自分が転びそうだと知り、慌てて体勢を整えようとする。

緩斜面なら、フィードバック制御がうまくいく。何とかバランスを崩さずに済み、冷や汗をかきながらシュプールを描くことになる。

しかし、急斜面のこぶだったらそうはいかない。バランスを崩したときにはもう手遅れで、からだが後傾して転んでしまう。

テニスをしていて、速いボールがやってきてからバックスイングをするが、もはや間に合わず振り遅れてネットに当ててしまう。野球をしていて、打者の目の前で球が曲がったとき、変化に対応できず、空振りしてしまう。

つまり、ずれていた分だけ、間違っていた分だけ修正するフィードバック制御では間に合わないことが多いということだ。では、どうすればいいのだろうか。

答えは、フィードバック制御の反意語である、フィードフォワード制御だ。

フィードフォワード制御のしくみ

フィードフォワード制御というのは、あらかじめ、こうなるだろうからと予測して制御する方法だ。

たとえば、ある部屋の温度が昼は高く夜は低くなるということがわかっている場合に、あらかじめ、昼は冷やして夜は暖めるという設定をしておけるようなエアコンのことだ。実際にはこのようなエアコンはあまり売られていないかもしれないが、どうなるかが予測できる場合にはフィードバック制御のような試行錯誤とは違ってすばやく対処できて便利だ。ただし、刻々と変わる気温をセンサで検出しないので、気温の微妙な変化には対応できない。

人の運動制御の例でいうと、熟練者のスポーツがこれにあたる。スキーをしていて目の前にこぶがあると、このときどうすれば華麗にこれを乗り越えられるかを「からだが覚えている」。心理学者は、「からだで覚えている」ことを「脳が非宣言的記憶として覚えている」と言いかえる。このことは第1章で述べた。これを制御工学の言葉で表現すれば、「フィードフォワードモデルが覚えている」という。

第2章でも述べたように、「モデル」とは、ファッションモデルのモデルではなく、プラモデルのように、あるものの特徴をあらわすコピーのことだ。

「フィードフォワードモデル」は「逆モデル」であることが多い。「逆モデル」とは、「こうすればこうなる」、という原因と結果の順関係に対し、「こうするためにはこうするべき」という、結果から原因を推定する働きをもつモデル、という意味だ。原因と結果という因果関係を逆さにしたモデルだから、逆モデルという。

また、神経科学の言葉でいうと、脳にある「内部モデル」が覚えている、ともいう。内部モデルとは、まわりの環境の振舞いを、脳の中の神経回路網にモデルという形で表現し記憶することをあらわす。脳から見て外部で起こったことを、脳の内部でモデル化するから、「内部」モデルという。自分の手の運動の内部モデルとは、自分の手をこのように動かすためには筋力をこのように加えればいいはずだ、という動き方のきまりの記憶だ。このような、運動のやり方を覚える「内部モデル（逆モデル）」は、小脳にあることが知られている。

スキーをしていて前にこぶがあると、熟練者は無意識に前傾し、ひざを柔らかくしてこぶに備える。脳内の内部モデルが、こぶと相互作用する自分のからだがどう動くはずだということをイメージし、フィードフォワード制御する結果、華麗にこぶを乗り越えることができる。

テニスで速いボールが来るときも、もちろん早めにバックスイングをするのみならず、どこに行っていれば適切に打ち返せるかを脳の内部モデルが知っているので、すばやくそこに移動し、タイミングを合わせて打つ。

野球の変化球の場合もそうだ。まず、投手のフォームの癖から内部モデルが球種を予測する。また、投手の手を離れる瞬間からのボールの軌跡によって、球がどこに来るかを内部モデルが予測する。そして、からだが（実際には小脳が）覚えている打ち方で、球をヒットする。

いずれも、様々な状況下で、どのような場合にはどうするべきかという内部モデルが脳の中にあり、これを使って予測し、フィードフォワード制御をしている。人のフィードバックには何十分の一秒かの時間がかかってしまうので、フィードバック制御だけでは、こぶや打球に追いつけない。だから、熟練者は明らかに脳内の内部モデルを使ったフィードフォワード制御を多用してスポーツを行なっている。

フィードバック制御と、フィードフォワード制御と、どっちが高度なように思えるだろうか。

初心者がフィードバック制御、熟練者がフィードフォワード制御を行なうというんだから、後者の方が高度だろう。そんなふうに感じられるかもしれない。

しかし、実は、フィードフォワード制御の方が構造が単純だ。図㉑の(b)と(c)を比較してみていただきたい。図㉑(b)に示したように、フィードバック制御では運動の結果から制御器へのフィードバックループが必要だ。これに対し、フィードフォワード制御は、図㉑(c)のように、単に階層型ニューラルネットワークを直列につなぐだけだ。フィードフォワード制御ができるようになってしまった後の熟練者の運動は、案外簡単な制御から成り立っているといってもいいだろう。

(4) フィードフォワードモデルの学び方

なぜこぶを乗り越えられるようになるのか?

手はどのように動かせばいいか、バットはどのように振ればいいか、といったからだの動かし方は、内部モデル(またはフィードフォワードモデル、逆モデル)として、脳の中に「記憶」されていることを述べた。では、脳内の内部モデルは、どのようにして「学習」されるのだろうか?

前に述べたことから明らかなように、脳内に形成されるのは、こういうことが起こったらこうしよう、という場当たり的なフィードバック制御器と、こういうことが起こりそうなときには対策を練って実行しよう、といったやり方を知っているフィードフォワード制御器(内部モデル、逆モデル)だ。

場当たり的なフィードバック制御器は、センサからの情報を加工して運動や行動として出力する。しかし、よくできたもので、フィードバック制御は場当たり的な制御を行なっているだけではない。

フィードバック制御とは、制御がどれくらいうまくいかなかったか、に応じて制御を行なうことだ。ここにポイントがある。つまり、どれくらいうまくいかなかったかという情報を、ただフィードバックのためだけに使って使い捨てにするのではなく、学習のためにちゃっかり利用するのだ。

これを、「フィードバック誤差学習」といい、川人の『脳の計算理論』の中に詳しく紹介されている（第２章（２）参照）。この方法は、フィードバック信号を見て、理想との誤差が大きかったら、その誤差が小さくなるように内部モデルを更新するというやり方だ。

フィードバック誤差学習のやり方を図㉑（d）に描いた。ややこしいようだが、要するに、下側のフィードバックループによってフィードバック制御が行なわれ、上側のフィードフォワード制御器から実際の運動へと向かう線によってフィードフォワード制御が行なわれる。また、フィードバック制御器からの指令がフィードフォワード制御器を斜めに串刺しにしている矢印が、フィードバック誤差による学習を表す。

つまり、まだ立派な内部モデルが脳に形成されていない段階では、人は間違える。その情報をフィードバックしてみると、室温の場合と同様に、実際はこうあるべきだという量からのずれがある。この誤差を最も小さくするように、脳内の内部モデルのパターンを学習により獲得している、というのが、フィードバック誤差学習の考え方だ。

学習前には、内部モデルは何もできないから、フィードバック制御のみが行なわれ、フィードバックされる誤差は大きい。一方、学習が終了すると、内部モデルは完璧なフィードフォワード指令値を出すから、フィードバックの誤差はゼロとなり、フィードバック制御は行なわれない。つまり、制御は完全なフィードフォワード制御に移行する。

先ほどのスキーの例でいうと、初心者はこぶで転ぶ。誤差は極めて大きい。しかし、誤差を利用して、その誤差を最小にするように内部モデルが学習される。これを繰り返すと、内部モデルの能力は向上し、フィードフォワード制御によってこぶを乗り越えられるようになる。もう、どうすればこぶを完璧に越えられるかをあらかじめ知っているからだ。

つまり、目標を持ち、それに近付いていこうとするのがフィードバック誤差学習だ。学習すると脳に内部モデルができる。これを使うと、どうすればいいか、予測できるようになる。

（5）順モデルによる脳内イメージと思考

練習しなくても上手くなる方法

先ほどの節では、脳にある「内部モデル」は、フィードフォワード的な制御を行なうためのものなので「フィードフォワードモデル」とも呼ぶことを述べた。また、実際の現象では原因から結果へと時間が流れるのに対し、内部モデルは結果から原因を推定する働きだから、「逆モデル」とも呼ぶことを述べた。

第2章から第4章までにもたびたび出てきたように、「逆モデル」とは逆の「順モデル」というのも脳の中にある。「順モデル」とは、読んで字のごとく、何らかの原因に対し結果を求める、現実世界と同じ方向の脳内モデルだ。もちろん、これもニューラルネットワークによって実現できる。

一九九〇年代に、脳の中にミラーニューロンというものが発見されて騒がれたことがある。人が何か運動しているときに発火するニューロンが、なんと、同じ運動を思い浮かべているときにも発火しているというのだ。実際の運動と仮想の運動が鏡に映したように対称なので、ミラーニューロンと名付けられた。発見されたときには騒がれたが、人の脳の中に運動の順モデルがあり、ミラーニューロンはそのニューラルネットワークの一部だと考えれば、騒ぐほどのものでもない（図㉑（e））。

運動のやりかたが脳に順モデルとして格納されているならば、この順モデルを使えば、その運動を思い浮かべることができるはずだ。その中に存在するミラーニューロンが発火するのは、当然予想できることだ。

では、運動の順モデルは何のためにあるのだろうか。

それは、イメージトレーニングのためだと考えられる。

スキー好きで努力家の私の親友が、かつて、スキー一級の検定資格を奇跡的なスピードで取得した。この例を述べよう。

彼は、あるシーズンの三月に、努力の結果、めでたく二級を取得した。そのシーズン最後のスキーだった。彼の次の目標は、もちろん、一級の取得だ。三月にはスキーシーズンが終了してしまうので、半年以上先の、その年の暮れに次のシーズンが始まってから、一級を目指した練習を始めるのが普通だろう。しかし、彼は、スキーが好きで好きでしかたがなかった。だから、彼は、夏の間も常にスキーのことばかり考えていた。家に帰ると、毎日のように自分の滑りとプロの滑りをビデオで見比べていた。会社では、順に友人から変人扱いされるのもかまわずに、階段をウェーデルンしながら（つまり、順に左右にジャンプしながら）降りていたものだ。そして、その年の十二月、次のスキーシーズンが始まったときに、奇跡が起こった。彼は、なんと、いきなりうまくなっていたのだ。そして、シーズンわずか二回目のスキーで、彼は一級を取得した。

実際に滑った日数でいうと、わずか二、三日。それだけしか滑らずに、彼はなんと、二級から一級へとステップアップしていった。普通に考えると無理な話なのにもかかわらず、だ。これはどういうことだろうか。

脳の中に運動の「順モデル」を構築し、その順モデルを使った学習によって運動の「逆モデル」を獲得したためと考えられる。

「順モデル」とは、実際にスキーをしているときと同様、原因から結果を導くモデルだ。つまり、このように筋肉に力を加え、このようにからだを動かそうとすれば、実際にどうなる、ということを脳内でシミュレーションする働きといえる。

一方、逆モデルは、（3）で述べたように、結果から原因を推定するためのモデルだ。つまり、今の自分のからだとスキーとゲレンデの状態から、フィードフォワード制御のための入力情報、すなわち、どの筋肉にどのくらい力を入れて、からだをどのように動かすべきか、を求めるための働きを担う。

（4）では、逆モデルの学習のためには、実際に運動してみて得た誤差を逆モデル獲得のために用いるフィードバック誤差学習が有効であることを述べた。しかし、実際の運動の代わりに、実際の運動の順モデルが使えるなら、実際に運動しなくても、逆モデルの学習をすることができるはずだ。これが、スポーツ工学でいうイメージトレーニング、認知科学の言葉でいう運動イメージ（motorimagery）を用いた学習だ。

順モデルを使ったイメージトレーニングでは、実際に運動をしなくても、頭の中で（ミラーニューロンを使って）運動をイメージし、よりよいやりかたを学習（よりよい逆モデルを獲得）できる。実際に運動しなくても学習できるので、肉体の疲労なしにいろいろな可能性を試してみることができる、という利点がある。脳内のシミュレーションで多様なやり方を試せる、ということは、単なるフィードバック誤差学習よりも可能性の幅を広げられる、ということだ。

さて、実は、順モデルを使うことは、もっとすばらしい制御への展開につながる。

行動の三つの方法

ここまで、「運動」の順モデルについて述べてきた。この考え方は、「行動」の順モデルにも拡張できる。

復習もかねて、これまでに述べた三つのやり方を「行動」に適用しながら比べてみよう。

表に示したように、三つのやり方とは、フィードバックによる制御、フィードバック誤差学習による逆モデルの獲得、順モデルを使ったイメージトレーニングによる逆モデルの獲得、の三つだ。

まず、一つめ。フィードバックに基づく行動とは、脊髄反射のような場当たり的な行動だ。昆虫の反射のような行動といってもいい。第4章(2)で述べたように、昆虫は、反射的な行動しかできない。つまり、痛いと感じたら手を引っ込めるとか、いい匂いがしたらそちらに向かうとか。頭(大脳などの上位中枢)で考えるというよりも、もっと下位の中枢で処理するような単純な行動だ。

表　フィードバック制御と逆モデル・順モデルの比較

制御・学習	例・特徴
フィードバック	昆虫・反射・単純行動 即物的
フィードバック誤差学習による逆モデルの獲得	試行錯誤的 がむしゃら
順モデルを使ったイメージトレーニングによる逆モデルの獲得	イメージトレーニング・運動イメージ・思考 思惟的

二つめのフィードバック誤差学習による逆モデルの獲得とは、自分が何か行動して失敗したとき、その結果を、うまくいったときの結果と比較し、その差をなくすように逆モデルを更新する働きだ。

積み木を端のほうに積んだら倒れたので、次にはもう少し真ん中に載せよう、と思う。漢字テストで間違えたら間違えたところを確認して正解を覚える。パソコンの使い方を間違えたら、勉強して次からは正しく使うようにする。仕事中に凡ミスをしたら、次からはミスをしないように心がける。電球用のフィラメントの選択を間違えたトーマス・エジソンは、三分以上光りつづける電球を作るために百三種類の色々な材料を試し、最後に成功する。

とにかく、失敗しても、失敗しても、がむしゃらに行動あるのみ。そして、失敗したらその失敗に学んで次はがんばろう、というやり方だ。だんだんうまくなっていく、という点が昆虫のやり方よりもかなり人間的で、私たちもよくやっている。ただ、よく考えてから行動している、というよりも、場当たり的にいろいろやってみる、という戦略だ。

一方、どうするか「考える」とはどういうことかというと、頭の中で行動のシミュレーションをする、ということだ。行動のシミュレーションとは、すなわち、順モデルを用いたイメージトレーニングと同じことだ。そう。運動のイメージトレーニングを行動に拡張すると、それはつまり、「思考」ということなのだ。「思考」とは、過去のさまざまな経験によって脳の中にストックした、「こうしたらこうなる」という行動の順モデルを使って、行動のシミュレーションをしてみることなのだ。「こうするためにはこうしてみたら?」という逆モデルを、「こうしたらこうなる」という順モデルを使っていろいろと試してみて、よりよい行動を見つけ出す行為が「思考」なのだ。

つまり、複雑に見える「思考」とは、脳内に格納された順モデルを用いた脳内シミュレーションによる逆モデルの獲得。そう捉えればシステム論的に矛盾なく理解できる、ということだ。

たとえば、第2章(4)で述べた、ピタゴラスの定理の解を考える小びとたちの連想ゲーム、というのは、たくさんの順モデルと逆モデルを接続した計算の連鎖と考えることができる。

心はニューラルネットワークで表現できる

運動の学習から思考まで、様々な脳の情報処理は、ニューラルネットワークによる計算として説明できることを、ご理解いただけただろうか。

つまり、脳がやっている心の五つの働き、「知」「情」「意」「記憶と学習」「意識」をつかさどる、それぞれの小びとたちのふるまいは、すべて、ニューラルネットワークを用いて記述されたフィードバック制御・フィードフォワード制御、順モデル・逆モデルという形で実現できるということだ。小びと一人ひとりは、単純な処理をきっちりと行なっているに過ぎないから、ニューラルネットワークを使って確実に説明できる。

また、第2章から第4章で述べたように、心とは、小びとたちや「私」や〈私〉をすべて接続した巨大なニューラルネットワークだ。そして、それらを接続する方法も、これまでに述べてきたとおりだ。すなわち、図⑧や図⑭に示したように、あるいは、昆虫の反射の拡張として、小びとたちや「私」や〈私〉をつかさどるたくさんのニューラルネットワークを接続すれば、心全体を作ることができる。

もちろん、小びとたちや「私」や〈私〉を接続する方法の詳細は、あまりにも複雑でまだほとんどわかっていない。人の心の詳細を明らかにしたり、ロボットの心を作ったりするためには、今後の神経科学やロボティクスの進展に期待しなければならないだろう。

一方、心の天動説に従うこれまでの世界観において、もっとも謎だといわれていたのは、「私」のつなぎ方や、クオリアの作り方だった。従来、これらはニューラルネットワークで実現可能かどうかさえわからないと言われていた。しかし、「私」は受動的で、クオリアは錯覚と考える心の地動説によれば、これまで謎といわれていたこれらのつなぎ方の基本はすべてわかったといえる。

つまり、第2章から第4章までに述べてきた心の全体構造の話と、第5章で述べた部分構造の話を組み合わせれば、心の基本原理は理解できるし、心を作ることもできる。おわかりいただけただろうか。

心はもはや謎ではない。わかってしまうということは、すこしさびしいことであるような気もするが、愛や真善美のような深遠な心の産物も含めて、心が生み出したものの原理はすべて理解可能だ。

ただし、理解可能と予測可能は違う。心は複雑系であり、心が生み出す未来のことは予測できない。このことが、私たちに残された唯一のロマンだといってもいいだろう。

だから、私たちの人生は、はかなくもおもしろいのだ。

エピローグ 〈私〉は死なないんだ

心の地動説。自分とは、外部環境と連続な、自他不可分な存在。そして、「意識」はすべてを決定する主体的な存在ではなく、脳の中で無意識に行なわれた自律分散演算の結果を、川の下流で見ているかのように、受動的に受け入れ、自分がやったことと解釈し、エピソード記憶をするためのささやかで無知な存在。さらに、意識の中で最も深遠かつ中心的な位置にあるように思える自己意識のクオリアは、最もいとしく失いたくないものであるかのように感じられるものの、実は無個性で、誰もが持つ錯覚に他ならない。

こんな、脳観革命が私の心の中に芽生えたとき、私は最初、なんともいえない虚脱感に襲われた。ぞっとして、いやだった。信じたくなかった。なにしろ、自分の心はとてもはかない錯覚なのだ。やがては小さな水泡のようにはかなく消えていくのだ。

心の構成原理が謎だった時代には、ひょっとしたら霊魂は不滅かもしれないという一《いち》縷《る》の望みを、実は誰もが留保できた。これに対し、霊魂を持ち出さなくても心を説明できるということは、死後の世界がありえないと確信しつつ、現世で生きる意味の自問に正面から向き合わなければならないということだ。もはやすべての喪失である死を明確な前提として生を考えなければならない時代が、いやおうない形で到来したのだ。

この本を書き始めたとき、正直言って、私は、そんな時代の到来に対して心の準備ができていなかった。心の原理がわかることと、生き方・死に方の原理がわかることは別次元の問題だと思っていた。しかし、〈私〉や「私」や死や無限について考えているときに、何か吹っ切れた気がした。それまで見えなかったものが、見えてきた。

私は、〈私〉のクオリアや「私」の記憶をいつか失うことに未練がないといえばうそになる。まだまだいろいろなことをしたい。しかし、今を生き生きと生きることと、死を恐れることとは別次元の話だ。私にとっての〈私〉や「私」の最終的な喪失を恐れる必要はない。なぜなら、本書で述べたように、〈私〉の仲間は世界中に満ち溢れているから。自分の〈私〉がなくなったくらいで、この豊かな世界はびくともしない。〈私〉のネットワークは不滅だ。だから、安心していい。

それから、「私」が生きた軌跡は、自分のエピソード記憶としてとどめておくことに価値があるのではない。生きていたってどうせ忘却していくし、脳内の記憶は身体の死とともに消滅する。だからそこにしがみつくことに意味はない。それよりも、子どもや教え子や世界の人々に思想として生きた証しを伝承することの方が重要ではないか。そうすれば、個人の記憶は、ささやかながら文化として受け継がれていく。「私」は何らかの形で継承される。

そして、〈私〉はちっぽけだけれど、気楽に、着実に、ゆっくりと自分のペースで歩んでいけばいい。安心していい。「私」は確実に、世界とつながっているのだから。

静寂に心をゆだね、クオリアを研ぎ澄ませて私と宇宙を連結してみると、世の中のすべてのものがとてもいとしく思える。

子どもの頃のあの感じだ。真っ暗な夜空をまっすぐ見上げると、空間がすーっと遠ざかっていき、無限の宇宙の中に自分がぽつんと浮かんでいるような、感動と幸福感に涙があふれる。心は、すばらしい。

＊　＊　＊

本書を執筆するために行なった研究の一部は、文部科学省21世紀COEプログラム「知能化から生命化へのシステムデザイン」の援助によることを記し、謝意を表します。

また、縦書きの本をはじめて執筆する私に適切な助言と激励を惜しまなかった編集の羽田雅美さんに心から感謝します。

そして、最後まで読んでくださった方々に感謝します。私がずっと知りたかったことを同じように知りたかった方に、私のメッセージがうまく伝わっているといいのですが。わからない点やご意見、反論などありましたら、教えていただければ幸いです。是非、機会を見つけて議論させていただきたいと思います。私の浅学のため、間違いも少なくないかもしれません。至らぬ点をいろいろとご指摘いただければ幸いです。

最後に、永遠に私の心とともにある、かけがえのない家族に感謝します。ありがとう。

参考文献

Brooks, R. A.: A Robust Layered Control System for a Mobile Robot. IEEE Journal of Robotics and Automation, vol. 2, no. 1, pp. 14-23, 1986.

Carter, R. and Frith, C.: Mapping the Mind, University of California Press, 1999.（リタ・カーター『脳と意識の地形図』原書房・二〇〇三年）

Chalmers, D. J.: The Conscious Mind: In Search of a Fundamental Theory, Oxford University Press, 1996.（デイヴィッド・J・チャーマーズ『意識する心　脳と精神の根本理論を求めて』白揚社・二〇〇一年）

Churchland, P. M.: The Engine of Reason, the Seat of the Soul: A Philosophical Journey into the Brain, MIT Press, 1995.（ポール・M・チャーチランド『認知哲学　脳科学から心の哲学へ』産業図書・一九九七年）

Crick, F. and Koch, C.: Towards a Neurobiological Theory of Consciousness, Seminars in the Neurosciences 2, pp. 263-275, 1990.

Damasio, A. R. Descartes' Error: Emotion, Reason, and the Human Brain, Avon Books, 1995.（アントニオ・R・ダマシオ『生存する脳　心と脳と身体の神秘』講談社・二〇〇〇年）

Dennett, D. C.: Consciousness Explained, Penguin Books, 1991.（ダニエル・C・デネット『解明される意識』青土社・一九九七年）

Kamitani, Y. and Shimojo, S.: Manifestation of Scotomas Created by Transcranial Magnetic Stimulation of Human Visual Cortex, Nature Neuroscience, Vol. 2, No. 8, 1999.
川人光男『脳の計算理論』産業図書・一九九六年
Libet, B., Gleason, C. A., Wright, E. W. and Pearl, D. K.: Time of Conscious Intention to Act in Relation to Onset of Cerebral Activity, Brain, vol. 106, pp. 623-642, 1983.
Libet, B., Pearl, D. K., Curtis, D. M., Gleason, A., Morledge, Y. and Barbaro, N. M.: Control of the Transition from Sensory Detection to Sensory Awareness in Man by the Duration of a Thalamic Stimulus, Brain 114, pp. 1731-1757, 1991.
前野隆司「ロボットの心の作り方（受動意識仮説に基づく基本概念の提案）」日本ロボット学会誌23巻1号、pp. 51-62・二〇〇五年
松本元『脳・心・コンピュータ』丸善・一九九六年
Minsky, M.: The Society of Mind, Simon & Schuster, Inc., 1885.（マーヴィン・ミンスキー『心の社会』産業図書・一九九〇年）
茂木健一郎『脳とクオリア』日経サイエンス社・一九九七年
茂木健一郎『心を生み出す脳のシステム』NHKブックス・二〇〇一年
永井均『〈子ども〉のための哲学』講談社現代新書・一九九六年
Norretranders, T.: The User Illusion: Cutting Consciousness Down to Size, Penguin USA, 1998.（トール・ノーレットランダーシュ『ユーザーイリュージョン』紀伊國屋書

店・二〇〇二年）

苧阪直行『意識とは何か』岩波書店・一九九六年

Penfield. W.: The Mistery of the Mind, Princeton University Press, 1975.（ワイルダー・ペンフィールド『脳と心の正体』教養選書〈法政大学出版局〉・一九八七年）

Penrose, R.: The Emperor's New Mind, Concerning Computers, Minds, and the Laws of Physics, 1989.（ロジャー・ペンローズ『皇帝の新しい心』みすず書房・一九九四年）

澤口俊之『「私」は脳のどこにいるのか』筑摩書房・一九九七年

立花隆『臨死体験』文藝春秋・一九九四年

知ること・わかること・腑に落ちること。

これらは、私たちがクオリアとして実感できる「主観的」な体験だ。脳や身体を外から「客観的」に見ても何ら変化がないようでありながら、「主観的」には、大きな旅路を経て帰ってきた元の地点が違って感じられるほどの変化をもたらす。

子供のころ感じていた「無限の宇宙の中に一人ぽつんと浮かんでいるような孤独感」が「感動と幸福感」に転じたということ。これは、私にとって、驚くべき主観的変化だった。同様な感慨を読者の皆さんにも感じていただけただろうか。

西洋科学は、一般に、客観的。主客、自他、内外を分離し、解析する。一方、東洋流（ないしはフォアゾクラティカー（ソクラテスの前）やポストモダン流）では、一般に、主客分離や二項対立を超越したシステムとしての俯瞰を目指す。西洋流と東洋流。どちらかが「正しい」わけではなく、異なるやり方の併存が可能だ。

さて、『要するに、脳の中の「私」とは何か？』という一見西洋科学流の客観的な問題設定に対し、あるときは演繹的、あるときは帰納的な論証によって、主客混合的に

(東洋流に)「わかる」ことを目指した本書を、お楽しみいただいただろうか。

おかげさまで、これまで、拙著をお読みいただいたたくさんの方々から、さまざまなご意見をいただいた。それらは、嬉しいことに、私自身の「知ること・わかること・腑に落ちること」につながった。これら多くのご意見に、まずは、感謝したい。どうもありがとうございました。

せっかくの機会なので、読者の方々への道標として、ご意見の分布を記しておきたい。これまでのご意見のうち、多かったのは、以下のようなものだ。

(1)クオリアの謎への立場に対するご意見。

(2)本書の主張は、釈迦、老荘、ソクラテス、スピノザ、ヒューム、ニーチェ、ミンスキー、下條……と同じではないか、というご意見。

(3)参照した実験結果はいずれも信憑性に疑問の余地があるのではないか、というご意見。

(4)本書の主張には合意するけれども、「私」は幻想なんて、空しくて切ない、というご意見。

(5)本書の主張に合意するし、「私」は幻想なんだから、肩肘張っていなくてもいいとわかって心が軽くなった、というご意見。

それぞれについてコメントさせていただきたい。

まず、（1）。クオリアはどのようにして作られるのか、という疑問には答えていないではないか。だから、心の謎は解けていないではないか、というご批判。

ご指摘の通り、理工系の学者として、クオリアは「どのように構築されているのか？」を客観的・要素還元論的に解明したのかというと、機能的説明はおこなったものの、それを実証したとはいえまい。お伝えしたかったのは、そこではなく、脳が作った私のクオリアは「なぜ、何のためにあるのか？」をシステムとして俯瞰し、「なぜ、何のために？」への答えを説明するという点だ。つまり、理工系学者として現象を解明したい「私」というよりも、町の東洋哲学者として第一人称的に自己の問題に対する「わかった・腑に落ちた」という総合的納得感・満足感を得たい（そしてそれを論理として伝えたい）という「私」が、満足しているということだ。ご不満な方には申し訳ないが、そのような（HOWではなくWHYに向かう）方向性をご理解いただければ幸いに思う。

つぎに、（2）本書の主張は、釈迦、老荘、ソクラテス、スピノザ、ヒューム、ニーチェ、ミンスキー、下條……と同じではないか、というご意見。

これは、無知な私には、どれも新鮮で興味深かった。また、偉大な先人たちと少なからず類似したことを考え得たということは、嬉しかった。このため、東洋・西洋の思想・哲学・システム論と受動意識仮説の類似・相違を調べることに、夢中になった時期があった。その結果、さすがに私と全く同じ考えの先人はいなかったものの、様々な類似点が見つかった。よって、意識の受動性は私の作った仮説というよりも一つの時代潮流なのだと思うに至った。その内容は『脳の中の「私」はなぜ見つからないのか？――ロボティクス研究者が見た脳と心の思想史』（技術評論社・二〇〇七年）で述べたので、ご興味のある方はぜひご参照いただきたい。

三つめ。（3）参照した実験結果はいずれも信憑性に疑問の余地があるのではないか、というご意見。例えばリベット博士の実験については、『マインド・タイム 脳と意識の時間』（ベンジャミン・リベット著・下條信輔訳、岩波書店・二〇〇五年）に詳しいので、科学的な理解を深めたい方は、ぜひご一読いただきたい。

そして、後の二つ。

（4）本書の主張には合意するけれども、「私」は幻想なんて、空しくて切ない、というご意見。

（5）本書の主張に合意するし、「私」は幻想なんだから、肩肘張っていなくてもいいとわかって心が軽くなった、というご意見。

（4）と（5）の対比は面白い。意識の「現象としての幻想性」「機能としての受動性」に対する客観的な理解は同じなのに、主観的な感想は正反対だ。「幸福」と似ている。同じことをしていても、「幸福」と感じる人と「不幸」と感じる人がいる。

これらの問題は、「気の持ちよう」であって、理工系学者が語れることの範疇外なのだろうか？

私はそうは思わない。「気の持ちよう」とはどのような脳内現象なのか。どうすれば、受動意識仮説によって安堵感を感じることのできる心理状態を作り出せるのか。どうすれば、感動や幸福感を感じられるのか。これらも、システムとして人間を理解するための学問になりうるのではないか。そこで、私は、慶應義塾大学システムデザイン・マネジメント研究科「ヒューマンラボ」のメンバーと、文理融合・主客融合型の研究フロンティアに、大真面目に取り組んでいる。

「意識は幻想だ、受動的だなんて書いている前野は、その自分の意識が幻想であることを、いったいどうやって受け入れているんだ？」という主観的自己理解への疑問を呈する方も少なくなかった。

その答えは、もちろん、私の心も、「在るというには頼りない幻想のようなものだが、その幻想のようなクオリアは〈私〉にとって確実に第一人称的に感じられるものだ」という理解・納得だ。鈴木大拙流にいうと、「私は私ならず、故に私なり」。宮台真司流にいうと、「私の不可能性と不可避性」。ニーチェ流に言うと、「私は死んだ」。

要するに、「ロボットの気持ちがわかった」と言い換えてもいい。「ロボットは死んだ」でもいい。笑ったり、怒ったりするけれども、笑いや怒りのクオリアを体験しているわけではないロボット。人が確実に第一人称的に体験しているクオリアも、実は、在るというには頼りない幻想のようなものだから、ロボットとほとんど違わない。

このわずかな差を、「ゼロに漸近する大差ない問題」と帰納するか、「無限大に発散する世界最大の謎」と演繹するか。この分岐は、主観的には、「気の持ちよう」ないしは「腑に落ちる」ことの違いに他ならない。やはり、現代とは、『脳が「知ること・わかること・腑に落ちること」とは何か?』の客観的かつ主観的な解明が求められる時代なのだ。

即非の論理である。「脳はなぜ「心」を作ったのか?」という疑問は、魅力的な謎であり、同時に、全く謎ではない。故に、解明されない。故に、解明された。だから、おもしろい。

解説　私はどこにいるか

夢枕　獏

　まず、私事から書きはじめることをお許しいただきたい。

　ぼくは、今年五十九歳になるのだが、二十代の時から書き続けてきた『魔獣狩り』という物語がある。それが、今年（二〇一〇年）、ようやく完結することとなった。

　人の意識に潜って、あれこれと情報を手に入れてきたり、それによって治療などを行う精神《サイコ》ダイバーという職業の人間が主人公である。結局、全二十五巻となってしまったのだが、およそ十年ほど前から、ラストシーンについてはある構想を頭に描いていたのである。

　それは、ラストに、主人公があるものに精神《サイコ》ダイビングをするというものであったのだが、このダイビングを、いかにして、小説的に成立させたらよいか、ということを日々考えていたのである。

　たとえばそれは、人の意識が、脳内の電気的な信号のやりとりによって行われているとするなら、ONとOFFしかない家電製品には意識があるのか、というようなことであった。あるとするなら、それはどのような意識か。それなら、樹には意識はあるのか。あるとするなら、それはどのような意識か。

かようなことをずっと考えていたのである。

もともと、そのようなことを考えるのは、子供の頃から好きであった。

〝私〟とは何か。

私から片腕をとってもまだわたしである。両腕をとってもまだわたしである。両足をとっても、胴をとっても、まだ、わたしはわたしである。では、眼をとり、鼻をとり――と細かく肉体の一部をとってゆくと、どれがわたしなのか。脳か。ならば、死んだ脳、死体はわたししか。意識を失ったわたしはわたしか――このようなことをいつも考えていたのである。

古代インドには、常にこのようなことばかりを考えている人々がいた。

そういう人々の間から仏教や、そのベースとなった難解な哲学なども生まれてきた。

たとえば、『般若心経』は、次のように言う。

「存在というのは、色《しき》と、受《じゅ》、想《そう》、行《ぎょう》、識《しき》という四つの心の働きがあって、はじめてそこにあるのである」

これなどは、本書において、著者が書いていることと通ずる部分がある。

で、仏教の凄いところは、この哲学的な思考の果てに、

「私という存在は実はない」

というところにまでたどりついてしまうのである。

なんと、これが、現代の脳科学の先端的な考え方と、なんとも似ていたりするのである。

まあ、そんなこんなの中で、ぼくは自分の物語のラストシーンのために、あれこれと考え続ける日々をすごしていたのである。

そういう時に、本書、前野隆司さんの書いた『脳はなぜ「心」を作ったのか』に出会ったわけなのである。

一読、おもしろかった。

しかも、わかりやすい。

同種の本より、本書がすぐれているのは、まずこのわかりやすさであろう。

著者自身も本文の中に書いているが、似たようなことを考えている人間はいるのだなとも思った。

ぼくの本のラストシーンがどうなったかはひとまずおくとして、著者が本書の中で、

「心を持ったロボットは作れる」

と断言しているのも刺激的だ。

本書を推理小説として読む場合、その結末をここで書いてしまうのは、解説から先に読む方も多いと思うので（ぼくは先に読む人間なので）、反則だろう。しかし、次のこ

とは、書いておいていいだろう。

たとえば、人が、コップを持つという動作をする時、〝私〟が「コップを持とう」と考えてからコップを持つのではないということだ。まず、コップを持つという動作のための準備が脳の中で始まってから、「コップを持とう」という意識が生ずるのだと言うのである。つまり、〝私〟が動作をさせているのではなく、動作によって〝私〟が生ずるということになる。

では、そのような〝私〟とはいったいどういう存在であるのか。

なんとも心が躍り出すようなテーマである。

著者自身が、ロボット工学をやっていたという経験が、ここに生きていて、どうやってロボットに心を持たせるかというその方法まで書いているのである。

ついでに神のことまで――

神や神秘体験や霊魂は、すべて脳が作り出したものとして説明できるのだ。これらが脳の外に存在しないと考えても、何ら矛盾はない。

著者は明確である。

ぼくも、本書を読んですっきりした。

人間とは何か——ということを考えている方は、ぜひとも読むべき本であろう。本屋でここを立ち読みしているあなた、この本は、買って損はありません。ぼくが断言しておきます。

本書は二〇〇四年十一月、筑摩書房より刊行された。

論語　桑原武夫

古くから日本人に親しまれてきた「論語」。著者は、自身との深いかかわりに触れながら、人生の指針としての「論語」を甦らせる。（河合隼雄）

禅　鈴木大拙　工藤澄子訳

禅とは何か。また禅の現代的意義とは？　世界的な関心の中で見なおされる禅について、その真諦を解き明かす。（秋月龍珉）

タオ――老子　加島祥造

さりげない詩句で語られる宇宙の神秘と人間の生きるべき大道とは？　時空を超えて新たに甦る『老子道徳経』全81章の全訳創造詩。待望の文庫版！

仏教百話　増谷文雄

仏教の根本精神を究めるには、ブッダに帰らねばならない。ブッダ生涯の言行を一話完結形式で、わかりやすく説いた入門書。

新釈古事記　石川淳

本邦最初の文学『古事記』――その千古の文体と『狂風記』の作家との出会い。正確かつ奔放な訳業によって、今新しく蘇る！（西郷信綱）

今昔物語　福永武彦訳

平安末期に成り、庶民の喜びと悲しみを今に伝える今昔物語。訳者自身が選んだ155篇の物語は名訳を得て、より身近に蘇る。（池上洵一）

百人一首　鈴木日出男

王朝和歌の精髄、百人一首を第一人者が易しく解説。現代語訳、鑑賞、作者紹介、語句・技法を見開きにコンパクトにまとめた最良の入門書。

枕草子　大伴茫人編

古典を読みはじめたい、読みなおしたい、と思う読者のための古典入門書。ものづくし編と宮廷生活編の二部構成で、わかりやすい鑑賞付。

徒然草・方丈記　大伴茫人編

古典を読みはじめたい、読みなおしたいと思う読者のための古典入門書。各段とも現代語訳から入り、原文とていねいな語釈を付した。

これで古典がよくわかる　橋本治

古典文学に親しめず、興味を持てない人たちは少なくない。どうすれば古典が「わかる」ようになるかを具体例を挙げ、教授する最良の入門書。

山頭火句集　種田山頭火　村上護編　小崎侃・画

自選句集「草木塔」を中心に、その境涯を象徴する随筆も精選収録し、〝行乞流転〟の俳人の全容を伝える一巻選集！　（村上護）

尾崎放哉全句集　村上護編

「咳をしても一人」などの感銘深い句で名高い自由律の俳人・放哉。放浪の旅の果て、小豆島で破滅型の人生を終えるまでの全句業。　（村上護）

私の幸福論　福田恆存

この世は不平等だ。何と言おうと！　しかしあなたは幸福にならなければ……。平易な言葉で生きることの意味を説く刺激的な書。　（中野翠）

生きるかなしみ　山田太一編

人は誰でも心の底に、様々なかなしみを抱きながら生きている。「生きるかなしみ」と真摯に直面し、人生の幅と厚みを増した先人達の諸相を読む。

科学はどこまでいくのか　池田清彦

「環境問題」も「生命操作」も利権とカネの種?!　真理と進歩の夢を追って巨大化し、なお私たちの欲望を刺激してやまない科学という英知を問い直す。

生きて死ぬ私　茂木健一郎

人生のすべては脳内現象だ。ならば、この美しくも儚い世界は幻影にすぎないのか。それとも……。新たな世界像を描いた初エッセイ。　（内藤礼）

ヒトの見方　養老孟司

ヒトはヒゲのないサル⁉　解剖学を専攻する著者が、形態学の目から認知科学、進化論などを明快なタッチで語った科学エッセイ集。　（筒井康隆）

脳の見方　養老孟司

脳が脳を考えて、答えは出るのか？　肉体・言語・時間……を論じ、脳とは何か、ヒトとは何かに迫る。「唯脳論」へと続くエッセイ集。　（夢枕獏）

夏目漱石を読む　吉本隆明

主題を追求する「暗い」漱石と愛される「国民作家」をつなぐ資質の問題とは？　平明で卓抜な漱石講義十二講。第2回小林秀雄賞受賞。　（関川夏央）

〈狐〉が選んだ入門書　山村修

〈狐〉のペンネームで知られた著者が、言葉・古典文芸・歴史・思想史・美術の各分野から五点ずつ選び、意外性に満ちた世界を解き明かす。　（加藤弘一）

思考の整理学　外山滋比古
アイディアを軽やかに離陸させ、思考をのびのびと飛行させる方法を、広い視野とシャープな論理で知られる著者が、明快に提示する。

ライフワークの思想　外山滋比古
自分だけの時間を作ることは一番の精神的肥料になる、前進だけが人生ではない——。時間を生かして、ライフワークの花を咲かせる貴重な提案

アイディアのレッスン　外山滋比古
しなやかな発想、思考を実生活に生かすには？　たんなる思いつきを〝使えるアイディア〟にする方法をお教えします。『思考の整理学』実践篇。

質問力　齋藤孝
コミュニケーション上達の秘訣は質問力にあり！　これさえ磨けば、初対面の人からも深い話が引き出せる。話題の本の、待望の文庫化。（斎藤兆史）

段取り力　齋藤孝
仕事でも勉強でも、うまくいかない時は「段取りが悪かったのではないか」と思えば道が開かれる。段取り名人となるコツを伝授する！（池上彰）

コメント力　齋藤孝
オリジナリティのあるコメントを言えるかどうかで「おもしろい人」「できる人」、という評価が決まる。優れたコメントに学べ！

齋藤孝の速読塾　齋藤孝
二割読書法、キーワード探し、呼吸法から本の選び方まで著者が実践する「脳が活性化し理解力が高まる」夢の読書法を大公開！（水道橋博士）

あなたの話はなぜ「通じない」のか　山田ズーニー
進研ゼミの小論文メソッドを開発し、考える力、書く力の育成に尽力してきた著者が「話が通じるための技術」を基礎のキソから懇切丁寧に伝授！

味方をふやす技術　藤原和博
他人とのつながりがなければ、生きてゆけない。でも味方をふやすためには、嫌われる覚悟も必要だ。ほんとうに豊かな人間関係を築くために！

人生の教科書［人間関係］　藤原和博
人間関係で一番大切なことは、相手に「！」を感じてもらうことだ。そのための、すぐに使えるヒントが詰まった一冊。（茂木健一郎）

ちくま文庫

脳《のう》はなぜ「心《こころ》」を作《つく》ったのか
——「私《わたし》」の謎《なぞ》を解《と》く受動《じゅどう》意識《いしき》仮説《かせつ》

二〇一〇年十一月十日　第一刷発行
二〇一四年　八 月五日　第六刷発行

著　者　前野隆司（まえの・たかし）
発行者　熊沢敏之
発行所　株式会社　筑摩書房
東京都台東区蔵前二—五—三　〒一一一—八七五五
振替〇〇一六〇—八—四一二三
装幀者　安野光雅
印刷所　星野精版印刷株式会社
製本所　株式会社積信堂

乱丁・落丁本の場合は、左記宛にご送付下さい。
送料小社負担でお取り替えいたします。
ご注文・お問い合わせも左記へお願いします。
筑摩書房サービスセンター
埼玉県さいたま市北区櫛引町二—六〇四　〒三三一—八五〇七
電話番号　〇四八—六五一—〇〇五三

ISBN978-4-480-42776-2 C0104